ARTUR MÜLLER | **DAS SYMPTOM IST EIN LÜGNER** TEIL 1

(R-)Evolution und (An-)Erkennung
Einzigartige Verbindung (Unique Connect) der Körperstrukturen als neues Gesundheitsverständnis

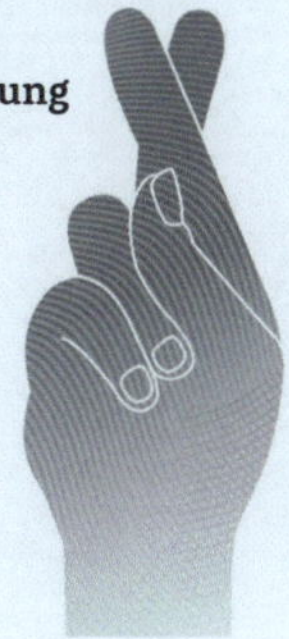

ARTUR MÜLLER

DAS SYMPTOM IST EIN LÜGNER

(R-)Evolution und (An-)Erkennung
Einzigartige Verbindung (Unique Connect) der Körperstrukturen als neues Gesundheitsverständnis

TEIL 1

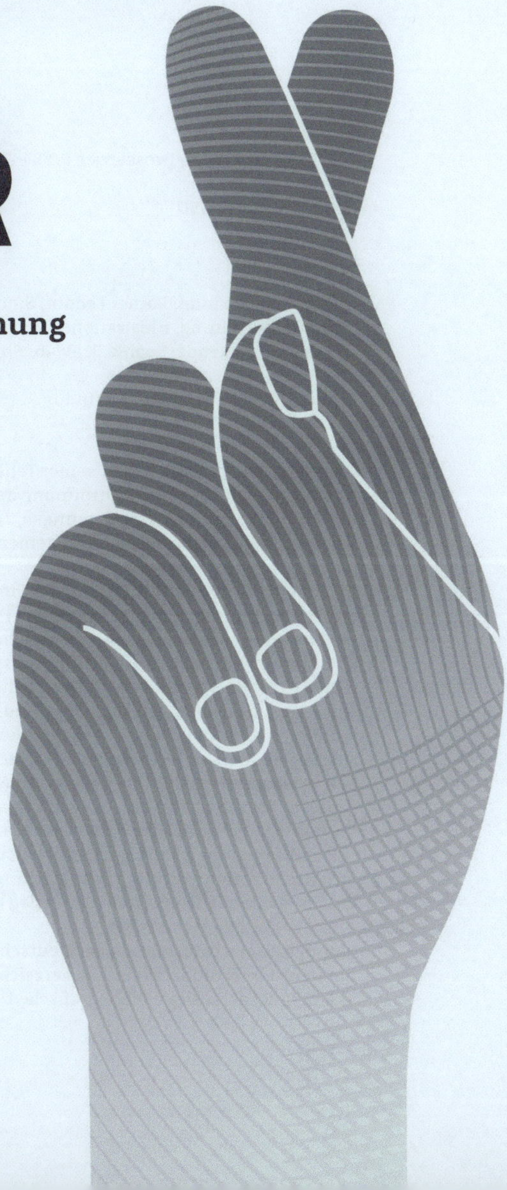

ISBN: 9789463983990

1. Auflage 2020

Lektorat, Korrektorat: Rainer Leddin, Sindelfingen
Umschlaggestaltung, Illustrationen, Satz & Layout: Birgit Utikal, Wangen im Allgäu
Weitere Mitwirkende: Sophia Schwab, Birkenhard

Selfpublishing-Portal: Bookmundo
Gedruckt in Deutschland

Bibliografische Information der Deutschen Nationalbibliothek:
Die Deutsche Nationalbibliothek verzeichnet diese Publikation in der Deutschen Nationalbibliografie; detaillierte bibliografische Daten sind im Internet über dnb.dnb.de abrufbar.

INHALT

ABBILDUNGEN

VORWORT

Die Vergangenheit mit all ihren Erfahrungen, Erlebnissen, Orten und Gesprächen machen uns zu dem, der wir heute sind.

In jungen Jahren erlebte ich zwei Katastrophen: Ich verlor meine Mutter und meinen Lebenstraum.

Wir waren eine fünfköpfige Familie in einer Drei-Zimmer-Wohnung. In einem Stadtteil, der als eher unangenehm angesehen wird. Ein Ort, an den man nicht gerne freiwillig geht. Wir waren drei Jungs – 9, 13 und 17 Jahre alt – als plötzlich und unerwartet unsere Mutter starb. Mein Vater, der Vollzeit arbeitete, übernahm so gut es geht den Haushalt, konnte sich aber sonst nur spärlich um uns kümmern. Ich spürte diese unbeschreibliche Lücke in meinem Leben. Um dort rauszukommen, tat ich das, was ich am besten konnte. Fußballspielen. Mein Ziel: Fußballprofi. Ich hatte Talent und das brachte mich in die B-Junioren-Bundesliga. Auf dem Weg ins Training verbrachte ich viel Zeit auf dem Bahnhof und in Zügen. Meistens ernährte ich mich von Burgern und Eistee, was rückblickend nicht gerade leistungsfördernd war. Es war anstrengend. Körperlich, vor allem aber psychisch. Man würde vermuten, dass in einer Teamsportart ein gewisses Zusammengehörigkeitsgefühl herrscht. So erlebte ich es damals bei Weitem nicht. Mitspieler werden in solchen Ligen oft zu Gegenspielern und warten auf deine Fehler.

Eines Tages war es soweit ...

Der Ball flog hoch, mein Gegner und ich sprangen Seite an Seite, um den Ball kämpfend, in die Höhe. Ich visierte den Ball an und sah ihn schon im Tor. Plötzlich, ein Stoß, ich verlor die Stabilität und landete auf meinem Steißbein. Wegen der unerträglichen Schmerzen konnte ich keinen klaren Gedanken fassen. Beide Beine krampften und ließen sich nicht beugen. Ich hatte Schmerzen, quälende Ausstrahlungen in beide Beine und die Gewissheit, dass etwas nicht stimmte. Was folgte, waren monatelange Arztbesuche, Blutentnahmen, Therapie, um am Ende festzustellen, dass keiner wusste, woher meine Schmerzen in den Beinen kamen. Das Blutbild zeigte an, dass etwas nicht stimmte, aber niemand fand die

Ursache. Allmählich wusste ich, dass es vorbei war. Ich wollte etwas dagegen tun, wusste aber nicht was. Es war niederschmetternd, ich verzog mich, redete nicht, wusste nicht mehr, wer ich war und was ich im Leben erreichen wollte. Wenn ich diese Situation verbildlichen wollte, könnte ich einen Bahnhof malen: Es herrscht viel Betrieb, es fahren viele Züge ein und verlassen den Bahnhof wieder mit einem bestimmten Ziel. Nebendran auf dem Abstellgleis, da steht ein weiterer Zug. Schon lange ohne Ziel, schon lange ohne Bewegung. Das war ich.

Was dann geschah, war überwältigend

Kurz bevor ich 15 wurde, kam eine Person in mein Leben, plötzlich, unerwartet, im Nachhinein bin ich mir sicher, dass es kein Zufall war. Regine sah etwas Besonderes in mir, wurde mütterliche Freundin und Mentorin. Sie streckte mir ihre Hand aus und half mir, den schwierigsten Schritt überhaupt zu gehen: den Ersten.

Auf einmal hatte ich einen Weg, ein Ziel, das ich verfolgen konnte. Es war klein, aber ich hatte immerhin eins. Ich hatte eine Entscheidung getroffen.

Die Schmerzen traten bei Belastung noch immer auf, doch ich wollte auf die Sportschule. Gleichzeitig war ich aber fest davon überzeugt, nicht gut genug zu sein. Regine sei Dank bewarb ich mich dennoch.

Bisher war ich immer ein mittelmäßiger Schüler. Okay, ich war immer näher an ausreichend dran als an gut. Als ich aufgenommen wurde, änderte sich alles. Wie konnte mir Lernen plötzlich Spaß machen? Es war für mich interessant und faszinierend zugleich. Zum ersten Mal hörte ich etwas über den Körper und seine Zusammensetzung. Und siehe da, meine Noten wurden besser. Gegen Ende der Ausbildung dachte ich: »Das kann jetzt aber nicht aufhören. Ich möchte weiterhin Spaß haben.« So folgte die Ausbildung zum Physiotherapeuten, parallel besuchte ich Kurse in Ernährungskunde und Personal Training. Meine Neugier wuchs und ich wollte mehr erfahren. Das Kuriose dabei war: Je mehr ich über verschiedene Bereiche erfuhr, desto bewusster wurde mir, dass es noch Vieles gibt, das ich nicht wusste. Mir zeigte sich mit jeder Fort- und Weiterbildung die immer größere Komplexität des Menschen. Weitere Fortbildungen in der Physiotherapie folgten.

Nach einem Jahr machte ich mich selbstständig. »Mach das nicht, tu das nicht! Bist du dir sicher, dass du das schaffst?« Alle, wirklich alle um mich herum, rieten mir davon ab. Keiner traute mir das zu. Nur einer: Ich selbst. Ich hatte meinen Weg gefunden. Für mein Alter hatte ich schon viele Fortbildungen absolviert und konnte einigen Patienten helfen. Ich hatte aber keine Ahnung von Selbstständigkeit. BWL und Steuer hatte ich mal gehört, mehr aber auch nicht. Außer Fleiß und diese innere Stimme, die sagte »Tu es, du schaffst es«, hatte ich nichts zu bieten. Sie können sich sicher das Gespräch bei der Bank vorstellen. Verheerend. Doch ich lernte aus diesen Situationen. Ich wurde selbstständig und ich ging meinem Verlangen nach Wissen weiter nach. Kurze Zeit später begann ich mit der Osteopathie-Ausbildung. Die Komplexität stieg und es war verblüffend: Ich konnte weiteren Menschen helfen, denen ich vorher nicht helfen konnte. Aber es kamen neue hinzu und so ging die Reise weiter. Es folgten Ausbildungen in der Psychoneuroimmunologie, im NLP, zum Heilpraktiker, in der Myoreflextherapie, zum Bachelor of Science in Osteopathie, Master of Science in Naturheilkunde und Komplementärmedizin und sogar das Medizinstudium (Beginn im Jahr 2020).

Hätte mir damals niemand die Hand gereicht, wäre rein gar nichts passiert. So möchte ich nun Ihnen meine Hand reichen und Ihnen helfen, den schwierigsten Schritt zu tun. Den ersten. Sie fragen sich vielleicht, warum ich Ihnen diese Geschichte erzähle. Nach dem Lesen dieses Buches werden Sie beinahe alle Kapitelthemen in dieser Geschichte wiedererkennen: Symptome und niemand weiß, woher sie stammen. Einschränkende Glaubenssätze wie »Ich kann nicht«. Das Umfeld, das dich entweder unterstützt oder bremst. Nahrung, Ziele im Leben oder eine »schiefe« Körperstatik.

Ein Beispiel aus der Praxis zeigt Ihnen, wie wichtig es ist, zu verstehen, was und vor allem wie etwas zu einem Symptom beiträgt.

Der Fall Michael

Der Patient Michael (dieses Video finden Sie auf der Autorenhomepage www.dasSymptomisteinLuegner.de) kam zu mir. Ihn plagten Krämpfe im rechten Oberschenkel. Erste Schmerzen merkte er vor einigen Jahren nach drei bis vier Stunden sitzen. Durch Aufstehen und Bewegung wurde es besser. Die Schmerzen beeinflussten nur in geringem Maße seine Freizeit und sein Sozialleben. Die beschwerdefreie Zeit verkürzte sich über zwei Jahre soweit, dass er letztendlich nur noch zehn Meter gehen konnte. Arbeiten, Freizeit und soziale Unternehmungen waren schier unmöglich geworden und er stand kurz vor der Arbeitsunfähigkeit. Sein Hauptziel, man kann es fast nicht glauben, bestand nun darin, alle zehn Meter eine Sitzmöglichkeit zu suchen, um sich zu erholen. Anfangs musste er sich nur kurz hinsetzen, um wieder gehen zu können. Später dauerte es bis zu fünf Minuten, bis er wieder zehn Meter gehen konnte. Michael war Ende 30 und hatte die ganze medi-

Der Fall Michael

zinische Testbatterie durchlaufen. Röntgen, MRT, Blut, zahlreiche Besuche bei Ärzten und Therapeuten. Es wurde nicht besser – es war aussichtslos. Niemand konnte die Symptome einer möglichen Ursache zuordnen. Über eine Empfehlung kam er zu mir in Behandlung.

Zu seiner Verblüffung konnte er nach zwei Stunden Behandlung wieder ganz normal gehen.

Wollen Sie wissen, was meiner Meinung nach der Schlüssel zum Erfolg ist? Michael zu behandeln war wie eine Reise durch meine vergangenen Jahre. Es war eine Kombination aus allem, was ich bis dahin gelernt hatte. Ich nahm mir die notwendige Zeit, seinen Körper und dessen Vergangenheit sowie mögliche Zusammenhänge zwischen Nerven, Muskeln, Arterien, Venen usw. zu ergründen. Ich bin ehrlich: Es hat Spaß gemacht, ihn zu behandeln und es macht mich stolz, dass ich ihm in aussichtsloser Situation helfen konnte. Michael berichtet gerne von diesem Erlebnis und möchte Sie daran teilhaben lassen. Er nennt mich charmanterweise »Mr. Unheimlich«.

Damals hätte ich mir in meiner ausweglosen, schmerzhaften Situation auch gewünscht, so umfassend behandelt zu werden.

Für mich ist es ein Privileg, dass ich schon so viele verschiedene Themenbereiche und Behandlungsansätze lernen und erfahren konnte – sowie weiterhin kann. Mir ist mittlerweile bewusst, dass alles, was um uns herum geschieht, uns beeinflusst und mit in unseren komplex funktionierenden Körper einbezogen wird. Mitspieler, Freunde, Familie, Emotionen, Glaubenssätze, Spiegelneurone, Ernährung, Werte, Ziele, Körper, Immunsystem, Hormone, Psyche, Gesellschaft, Arbeit, Bewegung, Statik und vieles mehr sind alles Bausteine, die ständig interagieren, sich beeinflussen und voneinander abhängig sind. Aber letztendlich kann ich trotzdem mit bestem Gewissen sagen: »Ich weiß, dass ich nichts weiß«. Was auf den Philosophen Sokrates zurückgeht.

Er hinterfragt dabei, was man zu wissen meint. Die Aussage ist ein Paradoxon. Auch Wissen über das »Nichtwissen« ist eine Erkenntnis. Ich verstehe mich als Suchender und möchte neue Einsichten gewinnen.

Ich strebe Stück für Stück danach, diese einzigartige Komplexität besser zu verstehen.

Im alltäglichen Leben teile ich genau dieses Wissen aus meinen Weiterbildungen, Studiengängen, eigenen Erfahrungen und der eigenen Praxis gerne mit meinen Mitmenschen und Studenten. Viele fragen, warum niemand genau diese Zusammenhänge im Körper kennt und darüber spricht. Diese Frage lässt sich nicht so einfach ohne das nötige Hintergrundwissen beantworten. Was ich Ihnen aber sagen kann: Gegen Ende dieses Buches können Sie diese Frage weitgehend selbst beantworten.

Meine Vision ist es, Menschen zu inspirieren. Über den eigenen Horizont zu blicken um ihnen einen Weg zu zeigen, der Mensch zu sein, der sie gerne sein möchten. Sowie die Tatsache, dass dies auch tatsächlich möglich ist.

Denken Sie immer daran. Nicht das Symptom ist das Problem, sondern das Problem ist das Problem.

Ihr Artur Müller

KAPITEL

1 EINLEITUNG

Das Symptom ist ein Lügner. Das ist schon eine Aussage, die es in sich hat. Erinnern Sie sich noch, was Sie gedacht haben, als Sie diesen Buchtitel das erste Mal sahen oder davon hörten?

Was sagte Ihre innere Stimme? ... Denken Sie bitte kurz nach.

Denn mal angenommen, rein hypothetisch: Wenn das Symptom wirklich ein Lügner ist, dann waren und sind wir die letzten Jahre und Jahrzehnte ganz schön leichtgläubig gewesen und haben uns einer Lüge hingegeben. Oder gar länger? Forscher an der Harvard Universität bringen es auf den Punkt: »Wir sind Lügner, durch und durch«. Das ist die schonungslose Bilanz des menschlichen Verhaltens, das mit zahlreichen Studien unterlegt ist. Es ist zunächst festzuhalten: Überall in der Natur wird getrickst und getäuscht, der Betrug und dessen Aufdeckung zählen zu den wichtigsten Dingen im Kampf ums Überleben. Das beginnt auf Zellebene der Viren und Bakterien, die ständig ihre Oberflächenstruktur ändern, damit das Immunsystem sie nicht erkennt und geht weiter zu Tieren, die ihr Aussehen verändern. Es gibt sogar männliche Fische, die das Verhalten eines Weibchens annehmen, um sich fortzupflanzen. Schon im Alter von sechs Monaten lernen Babys, über vorgetäuschtes Weinen Vorteile zu erhalten. **Dies alles scheinen Hinweise zu sein, dass Lügner und Belogene in einem stabilen Gleichgewicht sind. Was jedoch, wenn sich eine Seite zum Nachteil der anderen verschiebt? Wir brauchen auch im medizinischen Kontext eine Abwehrstrategie, um dies zu durchschauen.**

Wir Menschen mögen einfache Erklärungen

Doch gibt es die nicht oft und es wird immer komplizierter, sich in der Welt und in der Welt der Medizin zurecht zu finden. Es ist wahrscheinlich kein Zufall, dass Sie dieses Buch in Händen halten, denn jede Tätigkeit und Handlung entspringt einem Bedürfnis oder einer Sehnsucht. Sonst würden wir sie nicht ausführen und unnötig wertvolle Energie verwenden. Ich vermute, dass es Ihnen so geht wie mir. Sie spüren, dass etwas im derzeitigen Umgang mit unserer Gesundheit nicht stimmt. Die Medizin, wie sie heute ausgeübt wird, scheint nicht vorteilhaft für uns Hilfesuchende zu sein. Sie wissen nicht genau was es ist, aber Sie spüren es. Irgendetwas stimmt nicht. Wir leben in einer Zeit mit tiefem Vertrauensverlust in die Medizin. Den traurigen Medizinalltag kennt wahrscheinlich jeder: Lange Wartezeit trotz akuter Schmerzen, kurze Behandlungszeit, 08/15 Therapie, Patienten im Akkord, Medikamente wie Lutschbonbons, Kochbuchmedizin und im Zuge der Digitalisierung die Tele-Medizin.

Wir werden immer älter, aber nicht gesünder

Die Zeit, die wir in gesunden, vitalen Lebensjahren verbringen, verringert sich kontinuierlich – obwohl in den Industrieländern Nahrung im Überfluss zur Verfügung steht und die medizinische Versorgung nie besser war. Wir haben es zwar geschafft, viele Infektionskrankheiten auszurotten, jedoch explodieren chronische Krankheiten[1] wie Autoimmunerkrankungen geradezu, neuerdings sogar auch bei Kindern. Ein Blick auf die Statistik der Krankheiten der letzten Jahrzehnte macht deutlich: Nicht nur die Krankheiten selbst haben sich geändert, sondern auch ihre jeweilige Dauer[2-4]. Wie passt das zusammen?

Das biomedizinische Paradigma ist dabei Segen und Fluch zugleich. Der Medizin als Akutmedizin haben wir in der nahen Vergangenheit viel zu verdanken. Der technische Fortschritt in der Medizin ermöglichte den Menschen zahlreiche neue Möglichkeiten, etwa in der Reproduktions-, Transplantations-, Notfall- oder Intensivmedizin. Darüber hinaus sind es Errungenschaften wie die künstliche Ernährung, Reanimation oder die antibiotische Therapie, auf die Arzt und Forscher zu Recht stolz sein können. Solche Fortschritte waren möglich, weil die Medizin den Menschen als Maschine sehen konnte, abgekoppelt von seiner sozialen, kulturellen und zellulären Umwelt, subjektlos und ohne Leben. Eine Maschinen-Medizin eben.

Wehe aber, wenn das Paradigma, das in der Akutmedizin so erfolgreich war, im Bereich der chronischen Erkrankungen zur Anwendung kommt. Dann wird eine Medizin, die eben noch Sensationserfolge zu verzeichnen hatte, zum Desaster. Gerade bei chronischen Erkrankungen steht die Schulmedizin in einer Vertrauenskrise, an der sie mit Schuld trägt. Menschen wurden entmündigt, über deren Kopf entschieden und seelische Belange werden und wurden nicht beachtet. Ökonomische Interessen vermischen sich mit den Aufgaben, im Sinne des Patienten zu entscheiden und so werden im medizinischen Alltag chronische Erkrankungen »verwaltet«, die Fälle »gemanaged« und Medikamente »verteilt«. Dass Patienten dabei nur »begleitet« werden und nicht geheilt, frustriert nicht nur die Patienten, sondern auch manchen Mediziner. Diese Vertrauenskrise erlebe ich fast jede Woche bei Patienten oder bei meinen Kollegen. Menschen tragen manchmal eine so tiefe Ablehnung gegen die Schulmedizin mit sich, dass sie aus Prinzip nicht hingehen. Sie wurden so oft vor den Kopf gestoßen und sehen sie mittlerweile eher sogar als Bedrohung für ihre Gesundheit an. Und gesundheitsförderlich kann der Verzicht auf den Schulmediziner unter anderem auch sein. Laut einer Arbeitsgruppe der Harvard Medical School und einem Bericht mit dem Titel »Ärztestreiks sind gesund für den Patienten«, der 2015 in der Ärztezeitung[5] erschien, ist es so, dass ein Ärztestreik nicht zu mehr Mortalität führt.

Dieses kollektive Abneigungsgefühl gab es, wie Sie noch erfahren werden, schon einige Male in naher Vergangenheit. Mit welchen Methoden die Schulmedizin das Vertrauen zurückerlangt hat, ist erschütternd und erstaunlich zugleich. Die Schulmedizin (die eigentlich eine Pharmamedizin und »Feind« der Naturmedizin ist) oder jeden einzelnen Arzt (hinter dem ja auch nur ein Mensch steht) über einen Kamm zu scheren wäre verheerend, und zwar für uns alle. Ohne sie würden Pest und Cholera noch heute toben und es wäre ungewiss, ob ich dieses Buch geschrieben hätte und Sie es jetzt in den Händen halten und lesen würden.

Vergessen Sie hinter dem Arzt nicht den Menschen

Auch dieser trägt Sorgen, Hoffnungen, Erwartungen mit sich und hängt mehr oder weniger am Nabel des Systems.

Die moderne Medizin hat viel geholfen, aber die Qualität zwischenmenschlicher Beziehungen hat enorm gelitten. Dies führt viele Menschen dazu, sich andere Informationsquellen zu suchen.

Das Internet liefert das ganze Wissen, das zur Verfügung steht, per Mausklick. Gleichzeitig geht viel Wissen darüber, was uns gut tut, in der digitalen Welt und der Logik der Ökonomie verloren. Politik, Pharmabranche und noch weit größere Institutionen, wie Sie in diesem Buch am Rande erfahren werden, handeln wie sie wollen, auf Kosten der hilfesuchenden Menschen. Nach den Gründen darf jeder selbst fragen.

Als ich anfing, dieses Buch zu schreiben, hatte ich ein ehrgeiziges Ziel – meinen derzeitigen Wissensstand jedem zugänglich zu machen.

Auf dem Weg habe ich bemerkt, dass dies schlicht unmöglich ist. Ich hatte naiv angenommen, dies in einem Buch festzuhalten, wäre möglich. Inzwischen bin ich bescheidener geworden und mittlerweile ist mir bewusst, dass dieses Buch eine sehr stark gekürzte und vereinfachte Fassung darstellen muss. Die verschiedenen Facetten und Aspekte des menschlichen Seins, die variantenreichen Möglichkeiten der Therapie- und Behandlungsmethoden aus Schul- und Alternativmedizin, die Einflussnahme der Politik und der Pharmaindustrie sind zu zahlreich und zu komplex, um jedem in angemessener Art und Weise gerecht zu werden. Ich bin weder auf der Seite der Schul- noch der Alternativmedizin, sondern auf der Seite der Hilfesuchenden – all derjenigen, die keine adäquate Hilfe bekommen, aber dringend benötigen.

Deshalb beinhaltet dieses Buch viele verschiedene Aspekte und Blickwinkel. Oft hätte ich noch mehr geschrieben, um noch mehr in ein Thema einzutauchen oder ein anderes geschmeidiger abzurunden. Wundern Sie sich bitte nicht, wenn ich nicht alles nur von einem Standpunkt aus beschreibe. Ich werde von Patienten und Angehörigen berichten, bin persönlich und privat betroffen und damit automatisch weniger objektiv. Auch wenn ich, meiner Meinung nach, von »unglaublichen« Situationen und Begegnungen erzähle, bin ich natürlich kein kritischer Beobachter mehr von außen. Das muss ich ehrlicherweise zugeben. Und vielleicht erkennen Sie auch an sich selbst ein bisschen, dass die Medizin den Menschen nicht mehr ganzheitlich sieht. Ich war damals enttäuscht, dass die Sichtweise, den Menschen ganzheitlich zu sehen, allmählich verloren geht. Ich wusste, die Welt ist komplexer, aber auch deutlich professioneller geworden. Wir haben wahrscheinlich alle das Bedürfnis nach einem allumfassenden, fürsorglichen Heilen, andererseits kann uns bei einer konkreten Therapie (z. B. einer Operation) oder Behandlung der Arzt oder Therapeut nicht spezialisiert genug sein. Was spricht dagegen, die Stärken und Chancen beider Seiten für sich zu nutzen?

»Dieses Buch stellt mein gegenwärtiges Verständnis von der Entstehung von Symptomen und deren Ursachen dar. Die zentralen Ideen stammen von den großen Vordenkern der Osteopathie, der klinischen Psychoneuro-Immunologie und der Grundregulation.«

Ich habe viel Zeit und Mühe in die Recherche gesteckt und ziehe daraus Schlüsse und Konsequenzen, ohne Anspruch auf Vollständigkeit. Jeder wird etwas vermissen, ein Verfahren, eine Theorie oder einen Guru. Schöpfen Sie für sich möglichst viel aus diesem Buch; Einsichten, einen schönen Gedanken, Aha-Erlebnisse, Oha-Erlebnisse, Dinge zum Schmunzeln, Geschichten, die Sie weitererzählen, Ideen für Ihr Leben und Orientierung im komplexen Gesundheitswesen. Ich bin froh (die vielen hundert Stunden, die ich für dieses Buch investierte, haben sich gelohnt), wenn Sie etwas für sich mitnehmen. Auch wenn es am Ende nur ein schöner Gedanke oder ein bisschen mehr Sicherheit ist. Und wenn das alle Leser tun, dann sind das viele tausend schöne Gedanken und viel mehr Sicherheit.

1.1 (UN-)WISSEN IST EIN SEGEN – ODER?

»Was ich nicht weiß, macht mich nicht heiß«, »Unwissenheit schützt vor Strafe nicht« Zwei bekannte Redewendungen, deren Umsetzungen im Falle der Gesundheit tragisch enden können. Denn der Unwissende muss alles glauben und im Zweifel alles über sich ergehen lassen.

Man kann nicht alles wissen – das stimmt wohl. Wenn ich etwas gerne erfahren möchte und schaffe es nicht, im Dschungel der Zusammenhänge den Durchblick zu bekommen, dann erzeugt das Unsicherheit. Was ich hier mit dem einem Wort Komplexität auszudrücken vermag, ist nur ein Bruchteil von dem, was Sie sich vielleicht vorstellen können. Diese einzigartige, in sich verwobene und ständig interagierende, von inneren und äußeren Faktoren sowie von lokalen und höheren Zentren des Gehirns abhängige Komplexität ist vor allem eins: unberechenbar und unvorhersehbar. Mit guten Vorsätzen versucht die moderne Medizin diese Unvorhersehbarkeit zu verstehen, ja gar kontrollieren zu wollen. Was nicht häufig im Desaster endet und am Ende zu Kopfschütteln führt. Denn medizinische Wissenszunahme ist endlos – und endlos miteinander verknüpft. Wenn es allerdings neue und bahnbrechende Erkenntnisse gibt, gelangen diese nur rudimentär an die Öffentlichkeit. Dr. Daniele Ganser (Friedensforscher) fragte einst:

»Wer entscheidet, ob Wissen frei verfügbar ist?« Was meinen Sie? “

So wird aus Unwissenheit Unsicherheit und das ist etwas, das wir als Angst kennen. Professor Dr. med. Achim Peters ist leitender Hirnforscher an der Universität Lübeck und schreibt in seinem Buch »Unsicherheit: Das Gefühl unserer Zeit« aus medizinischer Sicht, wie Unsicherheit uns verändert und warum es uns krank machen kann. Unsicherheit ist Angst und Angst ist ein Wegbereiter für nahezu alle Erkrankungen. Angst lähmt und macht handlungsunfähig. Sie macht uns müde und Entscheidungen aus Angst sind oft unüberlegt und nicht zielführend.

Wen sollen Sie nun bekämpfen?

Etwas, das wir als Gegenüber nicht erkennen und einzuschätzen vermögen, können wir nicht bekämpfen. Gerade im medizinischen Rahmen kann ein Symptom Angst auslösen, zum Beispiel Brustschmerzen. Oftmals bekämpfen wir sogar das Symptom. Aufgrund der Tatsache, dass wir den Auslöser nicht kennen, rechnen die meisten Menschen höchstwahrscheinlich immer mit dem Schlimmsten. Mit einem Herzinfarkt. Und das werden sie so lange, bis sie die Erklärung, oder auch nicht, für diese Schmerzen haben.

Ein weiteres Beispiel ist Rückenschmerz. Ist es was Schlimmes? Sind Medikamente indiziert oder soll man lieber Sport machen? Diese Angst spiegelt sich auch in der Häufigkeit der Arztbesuche und der Medikamenteneinnahme wider. Diese Zahlen steigen die letzten Jahre explosionsartig an[6] und resultieren vermutlich auch aus der Angst heraus, dieser Situation selbst nicht gewachsen zu sein. Ein wesentlicher Bestandteil für Gesundheit ist das Wiedererlangen des Gefühls, ob man einer Situation gewachsen ist und damit die innere Gewissheit, eine herausfordernde Stresssituation wie ein Symptom kontrollieren zu können.

Der amerikanische Mathematiker und Ingenieur Claude Shannon stellte fest, dass die Reduktion von Unsicherheit durch Information erfolgt – und umgekehrt. Informationen fliegen uns nicht einfach zu, sondern sind immer mit Energieaufwand verbunden[7,8].

Es kostet Energie, dieses Buch in Händen zu halten und es zu lesen. Des Weiteren beschrieb Shannon den Informationsgehalt mit dem Begriff der Entropie in Abhängigkeit von den Auswahlmöglichkeiten. Übersetzt bedeutet das:

Mehr Auswahl bedeutet mehr Unsicherheit.

Und in der heutigen Zeit ist die Auswahl größer denn je. Konservative, medikamentöse, chirurgische, psychotherapeutische, Ernährungs-, Dorn-, Massage-, homöopathische, Heilkräuter-, Bachblüten-, naturheilkundliche, komplementäre, orthomolekulare, Wasser-, Trauma-, Fasten-, Schmerz-, Stoßwellen-, Immun-, Ausleitungs-, entgiftende, sportliche, Atlas-, osteopathische, manuelle, physiotherapeutische, logopädische und ergotherapeutische Therapien. In diesen Therapien ist eine enorme Anzahl an Information enthalten.

Wie soll aber ein »Laie« da durchblicken und entscheiden, was das Beste für ihn ist?

In der täglichen Praxis wird deutlich, dass viele Menschen herkömmliche Medikamente generell ablehnen und lieber natürliche Medizin einnehmen wollen[9]. Da sie sich aber mit Naturheilkundepräparaten nicht auskennen, besteht Unsicherheit, diese Präparate einzunehmen. Dabei sind Naturheilkundeprodukte oftmals sehr gut erforscht, z. B. Weißdorn bei Herzerkrankungen[10]. Bei Depressionen wirkt Safran (Safrancus sativum)[11,12], dies belegen Studien, gleich gut und besser als pharmazeutische Produkte, allerdings ohne Nebenwirkungen. Diese Alternativen werden nicht beworben, weil Produkte aus der Natur nicht patentiert werden können. Allerdings kann das Naturprodukt von der Pharmaindustrie chemisch hergestellt, an Tieren getestet werden und letztendlich zu einem höheren Preis an uns verkauft werden. Zum Kopfschütteln, aber es ist so.

Unwissenheit führt also zu Angst. Was brauchen wir dann, um daraus zu entkommen? Nicht keine Angst, sondern wir brauchen Wissen und Aufklärung, was unweigerlich dazu führt, dass wir unsere Ansichten und Gedanken verändern. Um ein reelles Verständnis zu bekommen, ist auch die fast nicht zu durchschauende Verknüpfung von Politik und Gesundheitswirtschaft ein wesentlicher Bestandteil dieses Buches.

Wussten Sie (was viele schon Jahre vorher bekannt gaben), dass Glyphosat Krebs auslösen kann und diese Tatsache vor kurzem auch von einem Gericht bestätigt wurde? Und wussten Sie, dass in der deutschen Regierung ein einziger Mann federführend war, der dafür sorgte, dass Glyphosat noch für Jahre bei uns in der Landwirtschaft ausgebracht werden darf? Die Europäische Union hat diesem Gesetz zugestimmt, die gleiche EU hat in dieser Zeit dunkle Pommes frites verboten, weil diese Krebs auslösen sollen.

Wussten Sie, dass Antibiotika bald ihre Wirkung verlieren? Viele Menschen werden in Zukunft deswegen leiden oder sterben, nur weil Antibiotika ständig, ja wie aus Gießkannen, verschrieben werden. Es gäbe noch weit mehrere solcher tragischen Beispiele.

Meine Botschaft dahinter ist:

Wissen ist Macht!

Die enorme Macht hinter dem Verständnis, wie ein komplexes Netzwerk funktioniert. Wie Politik, Medizin und Industrie als Netzwerk zusammenarbeiten, genau so arbeiten die Systeme im Körper zusammen. Psyche, Nerven, Muskeln, Hormone, Organe, Faszien und Gefäße, die in wechselseitiger Beziehung die Funktionen des Körpers wie Denken, Bewegen, Verdauen und Kinder gebären ermöglichen. Die Muskeln können nicht ohne Nerven, die Organe nicht ohne Hormone und anders herum.

»Wissen ist Macht« geht auf den englischen Philosophen Francis Bacon zurück. Sein Bestreben war, den Menschen »in einen höheren Stand seines Daseins« zu bringen. Bei unseren Vor-Vorfahren hieß es noch: Kraft ist Macht. Da konnte jemand, der nicht viel wusste und nachdachte, aber dafür viel Kraft hatte, einfach mal die Macht an sich reißen. Heute gibt es immer noch sehr starke, kräftige Menschen, aber der Kontext hat sich verändert. Wenn Sie sich die Politiker genauer ansehen, werden Sie feststellen, dass das nicht die stärksten und fittesten sind, aber vermutlich die intelligentesten. Dieser Wandel von stark zu intelligent[13] war notwendig, um in der Urzeit viel stärkere Tiere zu »überdenken« und um Nahrung, Wasser, Schutz vor Kälte und Hitze und Lösungen für Infektionen zu gewährleisten[14]. Früher waren es die körperlich Starken, heute sind es die »Studierten«, die in der Politik die Weichen für uns »Bürger« stellen.

Wenn Wissen zu mehr Macht führt, dann führt Macht zu mehr Verantwortung und womöglich auch zu Stress[15]. Der Buchautor Stefan Fatsis beschreibt das so: »Jeder mittelmäßige Scrabble-Spieler ist ein glücklicher Mensch. Er weiß nämlich nicht, wie viele bessere Wörter es gegeben hätte«. Vielleicht haben Sie aber auch selbst mal in einer Situation gedacht:

»Besser, wenn man da nicht so viel weiß«.

Der Medizindschungel ist ähnlich vorstellbar. So viele Dinge, die einer Gesundheit zuträglich sind, stehen genau so vielen Dinge, die der Gesundheit schaden, gegenüber. Wie soll man da den Überblick behalten?

Wie kann das sein? Sowohl Wissen, als auch Unwissenheit führen zu Stress. Stress ist per se, das werden wir noch erfahren, kein Feind unseres Organismus. Obwohl er bei nahezu allen chronischen Erkrankungen eine große Rolle spielt, ist er wohl unser größter Freund und Beschützer. Stress war evolutionär: Beweg' dich, klettere auf den Baum, jag' die Gazelle, lauf' weg. Es war die Bereitschaft für Flucht oder Kampf. Der Unterschied ist ganz einfach: Lebe ich mit dem Stress oder verändere ich etwas (psychisch, Umfeld, Ort, Tätigkeit)? Sie werden im Laufe des Buches merken, dass ein großer Meilenstein in der Veränderung liegt, sei es die Schlafgewohnheit, die Ernährung, das Bewegungsverhalten oder die Reaktion darauf, wie andere Menschen uns behandeln.

Nichts im Leben ist beständiger als die Veränderung

Alles, was Sie hörten, erlebten, alle Gespräche, Emotionen, Erfahrungen sowie alle Orte, die Sie besuchten, haben Sie, seit Ihrem ersten Tag auf dieser Welt, verändert. Heute sind Sie der Mensch im Jetzt, doch geprägt und geschmiedet von den Erlebnissen der Vergangenheit. Und dennoch haben viele Menschen Angst vor Veränderung. Sie lieben die Sicherheit. Kleinste Veränderungen erzeugen Unsicherheit, Unruhe und Angst. Daher bleiben sie lieber in ihrer Komfortzone, ärgern sich und schimpfen über die Welt und ihre Verhältnisse, ohne sich zu verändern. Stattdessen werden sie lieber seelisch krank und vielleicht depressiv, aber sie bleiben dafür in Sicherheit. Jeder kennt solche Menschen und man könnte sie vorverurteilen. Doch dieses Verhalten ist höchstwahrscheinlich evolutionär begründet. Es geht um Überleben und Energieverteilung.

Jeder geht mit dem Gefühl der Angst anders um, manche sehen Chancen hinter Ängsten, andere sehen Probleme.
Ein schöner Spruch, den ich mal gelesen habe, ist von Will Smith:

»Du musst dich daran erinnern, dass Angst nicht echt ist. Es ist ein Produkt der Gedanken, die du kreierst. Verstehe mich nicht falsch. Gefahr ist sehr echt, aber Angst ist eine Entscheidung«.

Warum haben einige Menschen Angst vor Prüfungen und andere wiederum Angst, vor Menschen zu sprechen? Die Gedanken konstruieren eine Geschichte mit wenn/hätte/könnte, die sehr oft gar nicht eintritt. Die meisten Menschen sagen nach einer Prüfung: »Och, war gar nicht so schlimm«.

Eine interessante Persönlichkeit, Herr Prof. Nossrat Peseschkian, den ich während meines Studiums kennenlernte, sagte:

»Wenn du etwas haben möchtest, was du noch nie gehabt hast, dann musst du wohl etwas tun, was du noch niemals getan hast.«

Etwas zu verändern, etwas zu tun, darf nicht blind vonstattengehen. Und wir sind fast alle blind. Wir sehen nur in einem Spektrum von ungefähr 10 %. Alles andere bleibt im Verborgenen wie Gamma-Wellen, W-Lan und Infrarot-Strahlung. Sogar das, was wir tatsächlich mit den Augen sehen können, übersehen wir, wenn wir nicht wissen, worauf wir achten sollen. Zum Beispiel sage ich Ihnen jetzt, dass Sie mal darauf achten sollen, dass der Abrieb an Ihren Schuhsohlen optimalerweise gleich stark sein sollte. Ist er dies nicht, kann das ein Zeichen sein, dass Ihre Körperstatik etwas »aus dem Lot« geraten ist. Psychologen der Deutschen Sporthochschule Köln veröffentlichten vor kurzem eine Studie, in der es um den sperrigen Namen »Unaufmerksamkeitsblindheit« geht. Dahinter verbirgt sich der Umstand, dass man häufig selbst aufdringlichste Dinge übersieht, wenn die Aufmerksamkeit nur auf etwas anders gerichtet ist.

In dieser Studie hat man einen zotteligen Affen, der sich unter ein paar Basketballspieler gemischt hat, einfach übersehen. Diese Form der Blindheit befällt auch Menschen, die ansonsten über beeindruckende geistige Fähigkeiten verfügen. Es handelt sich um eine wohl universelle Eigenart des Denkens und der Wahrnehmung. Doch diese Unaufmerksamkeitsblindheit betrifft nicht nur uns »normale Menschen«, sondern ebenfalls die Experten. So wurde 2013 in einer Studie, die in »Psychological Science« veröffentlicht wurde, herausgefunden, dass Radiologen Tierbilder übersahen, welche in einer Aufnahme der Lunge einmontiert waren. Die Ärzte sollten nach Knötchen im Lungengewebe suchen. Mehr als drei Viertel der Ärzte übersah dabei das Affenbild auf dem Scan, obwohl es bis zu 84 x-mal so groß war wie ein Knötchen. Es ist eben niemand »perfekt«. Nicht einmal die Experten.

Der israelisch-US-amerikanische Psychologe Daniel Kahneman, der 2002 den Alfred-Nobel-Gedächtnispreis[16] für Wirtschaftswissenschaften erhielt, schreibt:

> *»Wir sind blind für unsere Blindheit. Wir haben nur eine geringe Idee von dem, wieviel wir wissen. Wir sind nicht geschaffen zu wissen, wieviel wir nicht wissen.«*

Wenn Sie jetzt ein Symptom spüren, das mit allen Ihnen zur Verfügung stehenden Mitteln und Kenntnissen nicht langfristig verschwindet, dann haben Sie womöglich etwas übersehen. Denn was man nicht weiß und sich damit auch nicht bewusst ist, auf was man die Aufmerksamkeit richten soll, wird nicht gesehen.

Normalerweise sollten wir in der Schule lernen, was wichtig ist im Leben. Die meiste Zeit tun wir dies ja auch ☺, aber über Gesundheit und Gesunderhaltung erfahren wir nichts oder nur sehr wenig.

Gesundheit folgt der Bildung

Ich frage mich, ob es irgendwann das Schulfach gibt, das sich mit Gesundheit beschäftigt. Die Mehrheit weiß nicht, wie Fieber entsteht oder welche Körpertemperatur normal ist. Das ist mit einer der Gründe, warum die Notaufnahmen in den Großstädten zusammenbrechen, weil viele Menschen sie als erste Anlaufstelle bei gesundheitlichen Problemen nutzen. Oder warum Symptome und Laborwerte behandelt werden, aber nicht der ganzheitliche Mensch. Die Bildungsfernen sind in Deutschland viel kränker als die Oberschicht und haben eine zum Teil ca. fünf Jahre kürzere Lebenserwartung – vergleichbar mit einem Entwicklungsland[17].

Wenn Sie dieses Buch bis hier gelesen haben, gehören Sie zur Bildungselite, hatten das Geld, dieses Buch zu kaufen und haben sich die Zeit genommen, es zu lesen.

Was wir nicht wissen, sehen wir nicht, wir erkennen und spüren meist erst das Nachfolgende, zum Beispiel das Symptom.

Ein Symptom kann sich auf verschiedene Weise äußern. Im Grunde genommen können Sie es sich wie folgt vorstellen:

Die Kontrollleuchte

Wenn in Ihrem Auto die Motorkontrollleuchte zu leuchten beginnt, deutet dieses Zeichen daraufhin, dass mit dem Motor etwas nicht in Ordnung ist. Zu diesem Zeitpunkt wissen Sie aber noch nicht genau was. Ich nehme an, dass Sie in diesem Falle nicht einfach hingehen und die Stromversorgung zur Kontrollleuchte abschalten oder sogar abknipsen lassen. Das wäre sehr einfach und würde bezwecken, dass diese nicht mehr leuchtet und das Symptom abgeschaltet würde.

Es ist offensichtlich, dass hiermit das Problem nur scheinbar verschwunden wäre. Die Ursache wäre so aber nicht geklärt. Also werden Sie Ihr Auto zu einem Spezialisten in die Werkstatt bringen, um das wahre Problem des Motors ergründen zu lassen. Diese Geschichte klingt im Kontext des Motors sehr plausibel. Der Übertrag auf unseren Körper und den medizinischen Alltag ist sehr leicht möglich und verwunderlich zugleich. So werden Symptome wie Kopfschmerzen oft mit Schmerzmitteln stillgelegt, obwohl die Ursache häufig in Fehlhaltungen und Verspannungen der Hals-Nackenmuskulatur liegt. Warum wird so oft das Symptom und nicht die Ursache behandelt? Warum knipsen wir im Falle unseres Körpers einfach ohne Bedenken die Kontrollleuchte aus? Wissen es Therapeuten, Ärzte und wir selbst nicht besser? Oder was liegt wirklich hinter dem Geheimnis, die Ursache eines Symptoms zu finden?

Es ist nicht nur die Unwissenheit über Symptome und Ursache-Folge-Ketten. Auch nicht nur eine mangelnde Kenntnis über die Zeitdauer einer physiologischen Genesung sowie das komplexe Zusammenspiel von Stress und Körper. Oft ist es auch eine falsche Erwartungshaltung.

Wenn sich Krankheit und Symptome seit Jahren »aufgebaut« haben, dann werden diese mit hoher Wahrscheinlichkeit nicht in zwei bis drei Behandlungen ursächlich gelöst sein. Beispielhaft stellen Sie sich vor, Sie haben in der fünften Klasse nicht in Mathematik aufgepasst. Wenn Sie nun in der zehnten Klasse versuchen, das alles nachzuarbeiten, werden Sie das nicht in zwei bis drei Stunden erreichen.

Wissen ist eine tolle Zutat

Wissen hilft dem Gehirn, die Art und Weise wie wir Informationen verarbeiten, neu zu organisieren. Also anders zu denken. Dieses Buch ist vielleicht für viele Menschen ein toller Anfang, neu zu denken. Sie werden möglicherweise das erste Mal erfahren, wie so viele verschiedene Körpersysteme zusammenhängen und miteinander agieren. Informationen einzusammeln und Wissen anzueignen zwingt das Gehirn, anders zu funktionieren und war seit jeher unsere Lebensversicherung. Das ist die integrative Kraft, neue Verbindungen und neue Schaltkreise in unserem Gehirn zu entwickeln. Neue Schaltkreise sind notwendig, um etwas zu bekommen, was man noch nie hatte.

An uns ist mehr dran, als man auf den ersten Blick erahnen kann.

1.2 SPANNENDE PARALLELEN

Unser Körper ist keineswegs homogen. Genau wie dieser aus verschiedenen Zellentypen besteht, so setzt sich auch die Welt aus unterschiedlichen Lebensformen zusammen. Alles in dieser Welt interagiert, selbst vom Alpakahirten bis zum Börsenmakler in New York gibt es über mehrere Stationen eine Verbindung, über welche sie sich auf vielfältige Weise beeinflussen. Alles hängt zusammen, wenn wir uns am Po ein Haar rausreißen, dann tränt das Auge. Unser Organismus interagiert sowohl mit gesellschaftlichen Vorgängen als auch mit natürlichen Vorgängen. So atmen wir ein, was die Bäume ausatmen. Was geschieht also, wenn wir immer mehr Bäume roden?

Oder wenn wir zusehen und sogar aktive Unterstützung zum Bienensterben betreiben? Dann sind uns die Folgen bewusst, aber sie werden oftmals einfach wie ein Symptom »weggeschmerzmittelt«.

Warum diese Verbindung, Interaktion und Wechselbeziehung zwischen dem äußeren und dem inneren Umfeld so von elementarer Bedeutung ist, lässt sich anhand eines Beispiels darstellen, das die weltweite Aufmerksamkeit seit einiger Zeit auf sich zieht. Die Klimaerwärmung[1].

1 Der Autor bezieht keine wertende Stellung zur Klimaerwärmung, dieses Beispiel dient nur zur besseren Verständlichkeit der Komplexität.

Wenn Sie den Begriff Klimaerwärmung lesen, an was denken Sie dann? Denken Sie an … die Entstehung oder an die Auswirkungen oder an die reale Existenz?

Wenn Sie eher die Entstehung interessiert, dann scheinen Sie instinktiv nach einer Lösung zu suchen. Wenn Sie über die Folgen nachdenken, sind es eher die Symptome, die Sie auf Anhieb interessieren. Die globale Erderwärmung ist letztendlich ein Symptom. Die Welt wird wärmer.

Wir können in dem Fall nicht einfach weltweit irgendwelche riesige Kühler aufstellen, um die Erwärmung zu stoppen und damit das Symptom zu blockieren. Ich gehe davon aus, dass wir uns alle einig sind, dass das zu naiv gedacht ist und dass es für Lösungsvorschläge etwas mehr Fachwissen bedarf.

Die Folgen der globalen Erwärmung, also des Symptoms, sind z. B. stärkere Wetterextreme und Klimaanomalien wie Hochwasser, Stürme oder mehr Naturkatastrophen wie Dürren oder Hitzewellen.

» **Dies könnte als Folge des Symptoms betrachtet werden.**

Zahlreiche Menschen, Tiere und Pflanzen sind bedroht, und es kommt zu immer mehr Klimaflüchtigen. Nun werden diese Menschen, Tiere und Pflanzen zu ihrem Schutz umgesiedelt.

» **Die Umsiedlung ist die Behandlung der Folgen (Wetterextreme) des Symptomes (Klimaerwärmung)**

Werden alle Klimaflüchtigen kurzfristig an andere Orte umgesiedelt, kann es dort aufgrund der Übersiedlung zu Konfrontationen kommen. Konfrontationen entstehen beispielsweise aufgrund verschiedener Glaubensrichtungen, politischer Einstellungen und Werte oder weil möglicherweise nicht schnell genug neuer Wohnraum geschaffen werden kann. Globale, lokale und regionale Unruhen sind möglich, die in Demonstrationen oder Streiks enden können.

» **Dies könnte man als Nebenwirkung der Umsiedlung (Behandlung) bezeichnen.**

Der Führung kann hier vermeintlich nichts vorzuwerfen sein, sie hat alles getan, um das Überleben der Menschen zu schützen, auch wenn dies zu anderen Problemen führt.

» **Die Führung steht hier für den Behandler des Symptoms.**

Dieser Ursache-Folge-Rattenschwanz könnte schier ewig weiter geführt werden. Sinnvoller wäre es, sich mit der Ursache zu befassen und die Symptome nicht einfach umzulagern. Um allerdings Ursachen und Folgen der Klimaerwärmung realistisch einschätzen und bewerten zu können, muss man Kenntnisse in Physik, Mathematik, Biologie, Chemie, Sozialwissenschaft, Gemeinschaftskunde, Theologie, Politik, Erdkunde etc. haben. **All diese Felder beeinflussen sich stets gegenseitig.**

Die Verbundenheit der verschiedenen beteiligten Systeme in einem komplexen Organismus kann, wenn die Ursache unentdeckt bleibt oder ein Symptom falsch behandelt wird, fatale Folgen haben.

Die Parallele eines Alltagsproblems

Betrachten wir uns mal eine mögliche Ursache-Folge-Kette und ihre Folgen anhand eines Beispiels am Magensäureblocker oder auch Magenschutz genannt. Dieser wird fast bei jedem Krankenhausaufenthalt und sehr oft in der ambulanten Therapie verschrieben. Die Wirkung besteht darin, die Säure zu unterdrücken, damit andere Medikamente unbehelligt die sonst fast alles zerstörende Magensäure durchqueren können. Ein weiterer Grund für einen Magenschutz ist das Symptom Sodbrennen. Auslöser können mannigfaltig sein und können herrühren von extremen Stress, zu viel Konsum von Nahrung und Genussmitteln wie Alkohol und Nikotin, Medikamenteneinnahme oder Gendefekten und/oder letztendlich heißt es in der modernen Medizin oft »man weiß es nicht (idiopathisch)«.

Was ist aber, wenn Menschen ohne extremen Stress, die nicht unter einem Gendefekt leiden, mit adäquatem Kaffeeverbrauch, die nicht rauchen und keinen Alkohol trinken, trotzdem Sodbrennen bekommen? Es gibt zwei weitere Ursachen und diese hängen zusammen mit einer unzureichenden Schließung des Schließmuskels des Mageneingangs und einer Beeinträchtigung des Zwerchfelles. Die moderne Medizin kann in dieser Hinsicht außer einer OP und einer lebenslangen und dauerhaften Einnahme von Magenschutz nichts anbieten. Ist ja kein Ding, oder?

In der Praxis hatte ich genauso eine Patientin, die wegen Nacken- und Kopfschmerzen zu mir kam und die über 20 Jahre jeden Tag einen Magenschutz eingenommen hat.

Nach vier Behandlungen konnte die Tablettenmenge auf drei bis vier Stück pro Monat reduziert werden. Nach zwei weiteren Behandlungen war keine Medikation mehr erforderlich. Die Patienten erzählt ihre Geschichte in einem Video, das Sie auf der Autorenhomepage www. dasSymptomisteinLuegner.de finden. Ich mache kein Geheimnis daraus. Die Behandlung umfasste die Nerven-, die Arterien-, Venen- und Lymphstrukturen, sowie die Nachbarorgane, des Zwerchfells.

Täglich Magenschutz?

Ich kenne Patienten, Sie vielleicht auch, welche einen Protonenpumpenhemmer (Magenschutz) oft ohne Bedenken und oft über Jahre einnehmen.

Der Haken bei der regelmäßigen Einnahme vom Magenschutz ist: Ein Magenschutz hemmt die Produktion der Magensäure fast vollständig und verhindert somit das Symptom, das wir spüren. Viele Patienten sind sich bei der Einnahme nicht bewusst, dass sie im Prinzip nun lebenslang Magenschutz nehmen müssen. Das Medikament schaltet nämlich nur die Produktion der Magensäure aus, nicht die Ursache der »aufsteigenden Magensäure«. Das wäre fast so, als hätten Sie einen Wasserrohrbruch und anstatt den Rohrbruch zu reparieren, drehen Sie einfach für immer das Wasser ab und wundern sich über die Folgen der einsetzenden Trockenheit. Die Ursache, warum die Magensäure in die Speiseröhre zurückfließt, bleibt unergründet und unbehandelt. Sobald der Magenschutz allerdings abgesetzt wird, passiert gar nichts außer, dass das Symptom zurückkehrt.

Die verminderte Produktion der Magensäure kann fatale Folgen haben

Der Körper braucht diesen sauren Bestandteil der Magensäure im Wesentlichen zur Verdauung von Eiweiß, zum Aufschließen von festen Nahrungsbestandteilen und zum Abtöten von Krankheitserregern, die mit der Atemluft eindringen oder mit der Nahrung verschluckt werden. Diese Funktionen sind bei der Einnahme von Magenschutz eingeschränkt. Wenn die Magensäure z. B. durch Einnahme des Medikaments nicht ausreichend funktioniert, kann es aufgrund der mangelhaften Eiweißaufspaltung zu übelriechenden Blähungen oder Verstopfung kommen. Diese Blähungen können in der Folge Beeinträchtigungen im sozialen Verhalten hervorrufen. Betroffene nehmen am öffentlichen Leben (z. B. Kinobesuche) nicht mehr teil. Oder sie verkneifen sich die Entweichung der Luft, was unangenehme Spannungen nach sich ziehen kann. Verstopfungen können dazu führen, dass der Nahrungsbrei im Darm nicht gut weitergeleitet wird. Steigt die Verweildauer, so kann es in Verbindung mit Kohlenhydraten zu Gärprozessen kommen. Durch Gärung entsteht auch Alkohol, das weiß jeder gute (Hobby-)Bierbrauer. Das bedeutet im Umkehrschluss, dass Sie mit jeder Nahrungsaufnahme Alkohol produzieren, wenn die Verdauung gestört ist. Die Leber kann sich primär nur auf den Alkoholabbau konzentrieren, anstatt die weiteren Aufgaben parallel durchzuführen. Daher steht das Tagesgeschäft, die reguläre Entgiftung des Körpers, still.

Ständiger Alkohol führt mit dem Faktor Zeit zu einer Alkohol-Fettleber. Sehr häufig kommt es vor, dass der Arzt eine alkoholische Fettleber diagnostiziert, obwohl der Patient sehr wenig bis keinen Alkohol trinkt. Nicht nur, dass dadurch das Arzt-, Patientenverhältnis gestört wird, weil der eine sich belogen und der andere sich nicht verstanden fühlt, sondern die Fettleber selber mit zunehmender Dauer zu ernsthaften Lebererkrankungen führt.

Neueste Studien zeigen des Weiteren einen Zusammenhang zwischen der erhöhten Gefahr von Alzheimer und Aluminium[18], das im Magenschutz enthalten ist. Zu den eben schon erwähnten Nebenwirkungen kann es bei Einnahme eines Magenschutzes zu einer B12-, Calcium- und Magnesium-Abnahme im Organismus führen, die wiederum zu Symptomen wie Eisenmangel, Krämpfen, Müdigkeit oder Osteoporose führen.

Leider gibt es durch die Hemmung der Magensäureproduktion eine weitere folgenschwere Reaktion. Da die Schutzfunktion der Magensäure nicht mehr zur Verfügung steht, stehen den Bakterien und Viren, die üblicherweise mit Nahrung und Atmung in den Magen gelangen, Tür und Tor offen. Diese erreichen nun ungehindert den Darm und von dort das Blut. Werden Bakterien im Körper erkannt, wird das Immunsystem aktiv. Dieses System ist in seiner Komplexität so enorm, dass es bis heute noch nicht in jeder Einzelheit entschlüsselt ist. Folgender Zusammenhang ist jedoch bekannt: Ist das Immunsystem aktiv, werden Sie träge, weil nun dem Immunsystem nahezu die gesamte vorhandene Energie zur Verfügung stehen muss. Diese Energie wird für den Kampf gegen die eingedrungenen Bakterien benötigt, um den Tod des Organismus zu verhindern. In diesem Zustand werden bevorzugt Kohlenhydrate bevorzugt benutzt, weil diese deutlich schneller verstoffwechselt werden können.

Da das Immunsystem schnell und in großer Anzahl gegen die eindringenden Bakterien kämpft, muss es ständig mit neuer Energie versorgt werden.

Durch die Tatsache, dass der Magenschutz meist ein Leben lang eingenommen wird, bedeutet das, dass der Körper ständig in diesem Teufelskreis bleibt. Das Gehirn, das bei vielen Menschen gewöhnlich darauf gepolt ist, Sport zu treiben und gesund zu essen, wird nun vom Immunsystem überstimmt[19]. Glücklicherweise übernimmt das Immunsystem in diesem Fall die Oberhand, da sonst ein weiteres Überleben nicht möglich wäre. Es verlangt schnell verfügbare Energie und damit nach energiehaltigen oft ungesunden Speisen (z.B. Zucker, Chips, andere Kohlenhydrate), um seine Energiereserven für ein aktives Immunsystem sicherzustellen. Das ist auch ein Symptom! Diese schnell verfügbaren Kohlenhydrate werden über den Darm zur Leber gebracht. Diese hat mittlerweile ihre Entgiftungsfunktion, Umwandlungsfunktion und eiweißproduzierenden Funktionen weitestgehend eingestellt und produziert in hohem Maße Glukose (das ist die Hauptenergie für den menschlichen Organismus und wird später noch weiterverarbeitet) für das Immunsystem. Die Einstellung und das Herunterfahren der Leberfunktionen führen wiederum zu anderen unangenehmen Symptomen, die oftmals wiederum mit Medikamenten behandelt werden. Ein ewigwährender Rattenschwanz entsteht. Der Weg in die chronische Krankheit ist geebnet.

Was hier systematisch geschildert wurde, passiert allerdings nicht an einem Tag, sondern ist ein fortlaufender Prozess über einen längeren Zeitraum. Nicht erwähnt habe ich, dass alle anderen Organe ebenfalls auf ihre Weise mit Problemen auf den Magenschutz reagieren und es ja noch zusätzliche Problemauslöser wie Stress, Ernährung, Schlafmangel etc. gibt.

Genau diese komplexen Zusammenhänge bereiten Menschen oft Kopfzerbrechen und eventuell auch Angst.

Auch für mich war dies am Anfang verwirrend. Aber keine Sorge! Je mehr Sie dem Buchende näher kommen, desto mehr werden Sie diese Komplexität begreifen und einschätzen können. Der volkstümliche Dichter Saadi aus Persien sagte einst: ***»Alles ist schwierig, bevor es leicht wird«***.

Erinnern Sie sich an Ihre ersten Fahrstunden mit dem Auto? Anfangs noch sehr hibbelig und unsicher, ist dies heute kein Problem mehr und ins Unterbewusstsein übergegangen. So wird es Ihnen auch leichter fallen, sich mit Themen zu körperlichen Beschwerden auseinanderzusetzen, sobald Sie mehr Erfahrung und Hintergrundwissen haben.

Sie haben schon jetzt einen Eindruck davon, wie weitreichend die Folgen eines falsch behandelten Symptoms sein können.

Ganz offenbar reicht es nicht, kurzfristig zu handeln, also schnell eine Diät einzuschieben, ein Medikament zu nehmen oder ins Fitness Center zu gehen. Wir müssen mehr tun, langfristiger denken und vor allem fundiert nach den Ursachen forschen.

Die vergangenen Beispiele verdeutlichen, dass Symptome wie die Klimaerwärmung und das des Sodbrennens sichtbar und auch spürbar sind. Die Ursachen für ein Symptom und dieses wiederum selbst haben Einfluss auf uns, unser nahes und das weitere Umfeld. So komplex das Verständnis der Klimaerwärmung ist, so komplex ist sinnbildlich auch das Verständnis um den Organismus Mensch.

Probleme lassen sich nicht einfach durch die Betrachtung eines Teilgebietes aus dieser sich vernetzten und ständig beeinflussenden Funktionsweise lösen. Viele Symptome und Ursachen stellen uns tagtäglich vor viele offene Fragen.

» Warum bekommen manche Menschen Arthrose, obwohl sie nie Sport treiben und andere, obwohl sie Sport treiben?
» Warum steigt die Gefahr, durch Sitzen Sodbrennen zu bekommen?
» Warum werden wir im Urlaub so oft krank?
» Wieso bekommen wir Rückenschmerzen, wenn wir einen unzumutbaren Chef oder zu viel Stress haben?
» Warum verschwindet Schmerz durch Bewegung und taucht danach wieder auf?
» Warum werden wir vor Prüfungen nervös und erröten?
» Warum müssen sich morgens erst viele »einlaufen«, damit Schmerzen verschwinden?
» Warum und wie funktionieren Placebos/Nocebos?
» Warum bekommen wir Gliederschmerzen, wenn wir Fieber haben?
» Warum werden Menschen, die eigentlich unzumutbare Situationen überstehen, nicht krank und andere haut ein kleines Problem total aus der Bahn?
» Warum kann der Axolotl (mexikanischer Schwanzlurch) ganze Gliedmaßen nachwachsen lassen?
» Warum speichern wir große Mengen an Energie in Form von Fett und fühlen uns trotzdem antriebslos? Eigentlich ein Widerspruch in sich. Irgendetwas scheint schief zu laufen.

Wenn man genauer über diese gestellten Fragen nachdenkt, ist keine offensichtliche Ursachen-Folge-Kette zu erahnen. **Daher sind all diese Fragen nicht auf Anhieb zu beantworten**. Diese und andere Problemstellungen ergeben sich aus dem Zusammenspiel zwischen verschiedenen Systemen wie Psyche, Körperstatik, Ernährung, Umfeld, Nervensystem, Immunsystem, Organen, Bewegung etc. Im weiteren Verlauf des Buches werden diese Fragen aufgegriffen, behandelt und beantwortet.

Nur eine dieser Fragen kann ich bereits jetzt beantworten: Wie der Axolotl es schafft, seine Gliedmaßen nachwachsen zu lassen, wissen wir bisher nicht. Dass es für unsere moderne Wissenschaft bis auf Weiteres unerklärbar bleibt, interessiert ihn selbst aber nicht, er tut es einfach. Oftmals ist auch das noch (wissenschaftlich) Unerklärbare möglich, bitte vergessen Sie das nicht. Als Vertreter dafür steht zum Beispiel der Axolotl.

1.3 DIE WAHRHEIT HINTER DER LÜGE

In unserem bekannten vorgegebenen Rahmen wird ein Symptom als etwas Negatives angesehen. Natürlich ist es unangenehm, wenn der Bauch drückt, der Nacken schmerzt oder das Auge tränt. Aber warum fangen wir nicht an, unsere Symptome zu genießen und unserem Körper dafür zu danken?
Wir sollten sie achten und beachten. Offensichtlich haben wir noch nicht verinnerlicht, dass Symptome ein Zeichen des Körpers sind und uns einen wertvollen Hinweis auf mögliche Ursachen geben. Unser Körper scheint ein Problem aufgespürt zu haben und möchte uns dringend daran teilhaben lassen. Es zu unterdrücken wäre auf lange Sicht kontraproduktiv. Das Symptom ist die Reaktion des Organismus auf dieses Problem. Als gutes Beispiel kann hier Fieber vorangehen. Ursprünglich war Fieber ein Grund, warum Menschen sterben mussten. Daher hatte es in der Vergangenheit ein sehr negatives Image. Es ist mittlerweile weitestgehend bekannt, dass Fieber ein Kampf unseres Immunsystems gegen schädliche Eindringlinge ist.

Unser Körper vollbringt hier etwas Großes.

Und wir versuchen oftmals die unangenehmen Symptome und damit die Bemühungen unseres Körpers zur Selbstheilung schnell und möglichst vollständig zu unterdrücken. Durch den Einsatz von Medikamenten verhindern wir Fieber, Schmerzen und andere Symptome und vergessen dabei, dass dies absolut normale Abläufe sind. Die Anstrengung unseres Körpers wird einfach zunichte gemacht und wir gehen auch noch davon aus, dass wir Hilfe geleistet haben. Symptome müssen sich nicht nur in Schmerzen ausdrücken. Schlafprobleme, ständige Müdigkeit, Hormonprobleme, Sehschwierigkeiten, Hämorrhoiden, Wesensveränderung bei Hunger (z. B. eine eher aggressivere Grundhaltung) oder Hunger nach 4-6 Stunden nach der vorherigen Mahlzeit zählen dazu.

Ja sie haben richtig gelesen, wenn Sie z. B. nach dem Frühstück nach 4-5 Stunden wieder Hunger haben, dann scheint etwas nicht zu stimmen. Wie kann das sein? Was läuft hier schief? Ein Beispiel, warum das Symptom ein Lügner ist.

Unser Körper hat Fett im Übermaß gespeichert.

Selbst normal dünne Menschen könnten mit ihren Fettreserven, wenn sie diese denn nutzen würden, 15 Marathons laufen. Etwas zu dicke Menschen haben offen »sichtlich« genug Energie dabei. Warum essen sie dann trotzdem und führen weiterhin neue Energie hinzu? Hunger entsteht primär im Gehirn, nirgends sonst. Vielleicht stellen Sie sich die gleiche Frage wie ich damals: Warum bedient sich das Gehirn nicht am Fett und wandelt es um, damit es neue Energie erhält? Es ist immerhin der Chef im menschlichen Organismus, oder etwa nicht?

Das wäre so, als würden Sie immer wieder zum Einkaufen gehen, obwohl Sie zuhause einen Kühlschrank haben, der zum Bersten gefüllt ist. Es scheint auf den ersten Blick keine Logik zu haben? Obwohl ich Ihnen versprechen kann, dass es eine Logik hat.

Dass Symptome oft als behandlungsbedürftige »Ursache« wahrgenommen werden, liegt unter anderem auch an Fehl- und oder zu wenig Informationen. Dieses Buch soll diese Lücke schließen, um zu verstehen, was Symptome eigentlich wirklich sind, nämlich nur Symptome.

Es scheint keinen Sinn zu ergeben und dennoch schenken wir dem Symptom »ständiger Hunger« und allen anderen so viel Aufmerksamkeit. Diese ist wertvoll und könnte an anderer Stelle – zur ursächlichen Lösung – sinnvoller eingesetzt werden.

Dsielkowallmrüitar!

Dieses Wort ergibt keinen Sinn,
aber lesen Sie es mal rückwärts.

Ergibt auch keinen Sinn.
Danke für Ihre Energie und Aufmerksamkeit.

Energie wird dort eingesetzt und verbraucht, worauf wir unsere Aufmerksamkeit richten. Wenn diese auf etwas gerichtet ist, das keinen Sinn gibt, dann sind es im Prinzip schwarze Löcher, in denen Energie verpufft. Bei Symptomen ist es ähnlich, diese bekommen die ganze Aufmerksamkeit, obwohl dies meist nicht sinnvoll zu sein scheint. In speziellen Situationen macht es Sinn, zuerst die Symptome zu behandeln, um dann ursächlich weiter zu behandeln. Doch bevorzugen die meisten Menschen eine Herangehensweise, die sich an der Ursache orientiert.

Die Ursache für das eben benannte Problem des einsetzenden Hungers lässt sich vereinfacht so darstellen: **Sie haben den Schlüssel zum Kühlschrank verloren.** Sie können ihn einfach nicht mehr öffnen, um an die vorhandenen Vorräte zu gelangen. Auf der Suche nach diesem und weiteren Schlüsseln wird Ihnen dieses Buch helfen. Seien Sie gespannt, wo Sie diesen verloren haben, wer nicht zulässt, dass Sie ihn finden und wie Sie die Schlüsselgewalt zurückerobern können. Dies könnte für Sie sinnvoller investierte Energie und Aufmerksamkeit sein, als sich mit dem Hunger, also dem bestehenden Symptom, auseinanderzusetzen.

***»Wir leben in einer Zeit, wo Ehrlichkeit als Schwäche zählt und die Lügner auf Händen getragen werden.«** (Einstein)*

Auch im alltäglichen Leben wird die Wahrheit oft eingefordert und im Nachhinein doch als negativ bewertet. Es ist leichter und bequemer, einer Lüge zu glauben als die Wahrheit zu suchen. Daher wird in vielen Bereichen nicht mehr nach der wahren Wahrheit gefragt. »Wahre Worte sind nicht immer schön und schöne Worte sind nicht immer wahr«. So ist es auch mit den Einstellungen unserem Körper, seinen Fehlern, Krankheiten und seinen Bedürfnissen gegenüber. Es liegt allein in unserer Verantwortung, wie wir uns selbst gegenüber eingestellt sind. Uns allen ist Gesundheit unser nahezu wichtigstes Gut und macht uns glücklich, wie Umfragen in Deutschland eindeutig zeigen. Der deutsche Philosoph Arthur Schopenhauer sagte einst folgerichtig:

»Gesundheit ist nicht alles, aber ohne Gesundheit ist alles nichts.«

Daher sollte es in unserem Sinne sein, zu wissen, was in unserem Körper geschieht und Ursachen für bestimmte Probleme zu hinterfragen.

Wenn die beschriebene Behandlung des Symptoms z. B. mit Schmerzmitteln dann keine vollständige Heilung herbeiführt oder das Symptom wieder auftritt, verurteilen wir das Symptom, die Medizin und unseren Körper schnell als etwas, das man nicht beherrschen kann. Das ist eine einfache und kurz gedachte Herangehensweise, die später zu viel Tränen, Leid und Unglück führen kann.

Es wäre unserem Körper gegenüber deutlich freundlicher und klüger, wenn wir versuchen würden, seine Symptome zu deuten und zu hinterfragen. Manchmal ist eine Lüge auch keine Lüge, sondern es besteht nur ein großes Kommunikations-, Verständnis- und Interpretationsproblem. Wenn es uns gelingt, die Wahrheit hinter der Lüge zu finden, ist das der erste Schritt.

Die Inhalte dieses Buches sollen gerne zu einem Stück mehr Wahrheit beitragen und auch bekannte starre Muster hinterfragen. Es ist nicht einfach, die komplexen Zusammenhänge zu überblicken und sicherlich wäre es leichter, unsere Alltagslügen beizubehalten. Diese Ganzheitlichkeit, die heutzutage fast von jeder medizinischen Berufsgruppe aus Marketinggründen genannt wird, wird ein zentrales und das Buch begleitendes Thema sein. Physiotherapeuten, Osteopathen, Heilpraktiker und Ärzte benutzen schon fast inflationär das Wort der Ganzheitlichkeit, aber verinnerlichen und leben es nicht. Die folgenden Inhalte sollen dazu dienen, die Zusammenhänge zu verstehen und zu helfen, wieder eigene Verantwortung zu übernehmen, um der Ganzheitlichkeit ein Stückchen näher zu kommen. Ganzheitlichkeit können wir mit unserer aktuellen Denkweise nie erreichen. Wir können ihr, auch mit diesem Buch, nur Stück für Stück näherkommen.

1.4 DAS ZIEL DES BUCHES: KENNTNIS ÜBER DIE EINZIGARTIGE VERBINDUNG (UNIQUE CONNECT)

In der Einleitung schrieb ich: Wissen ist Macht. Das möchte ich ergänzen. Wissen ist lediglich eine potenzielle Macht, zu echter Macht wird es nur dann, wenn es in konkreten Handlungsabläufen und auf ein konkretes Ziel ausgerichtet wird. Bevor es allerdings in die Umsetzung geht, ist genau zu überlegen, was man zuallererst tut. Ein Sprichwort lautet:

> *»Wenn du einen Baum in sechs Stunden fällen willst, dann schärfe fünf Stunden erst die Axt«.*

Im übertragenen Sinn: Erst Informationen sammeln, verarbeiten, ordnen, vorbereiten und dann gezielt handeln.

Das Ziel dieses Buches ist, ein Symptom als das zu sehen und zu verstehen, was es wirklich ist. Das Symptom ist ein Lügner? Ja und Nein. Ein Lügner sagt die Unwahrheit, das Symptom allerdings sagt die Wahrheit. Alle Symptome sind Reaktionen des Körpers, alle. Ich möchte, dass Sie die Wahrheit hinter der Lüge sehen und erkennen. Wir verstehen die Botschaft unseres Organismus oft nicht; wir haben sozusagen ein Kommunikations- und Interpretationsproblem. Wir müssen ein Symptom richtig deuten, leicht gesagt, oder? Nur so können wir die Aufmerksamkeit und Energie auf die ursächliche Lösung eines Problems und nicht auf die Bekämpfung des Symptomes richten.

Dies möchte ich für Sie unter anderem mit der Hilfe von Deep Learning und einem Reframing erreichen. Deep Learning bedeutet vertieftes Lernen. Die Macht des vertieften Lernens können Sie sich wie folgt vorstellen:

Niemand kämpft gerne gegen einen unsichtbaren Feind. Der chinesische Militärstratege und Philosoph Sunzi sagte:

> *»Du musst deinen Feind kennen, um ihn besiegen zu können«.*

Deep Learning könnte man auch als Patientenaufklärung bezeichnen. Werden Sie zum Experten Ihres Körpers. **Wir brauchen nicht mehr Rücken-, Knie-, Schulter-, oder Hüftspezialisten, wir brauchen mehr Menschenspezialisten.** Wenn Sie verstehen, wie der menschliche Organismus agiert, können Sie das tiefe Bedürfnis der Selbstwirksamkeit stillen. Denn jeder

Mensch hat in irgendeiner Form den Wunsch, selbstwirksam zu handeln und damit aktiv in den Heilungsprozess eingreifen zu können. In der Folge werden Sie verstehen, was teils für Schindluder getrieben wird, wenn es um Gesundheit und Gesundheitsaufklärung geht. Denn ohne dieses Wissen sind Sie unwissend und Unwissenheit führt zu Angst. Und Angst ist ein Wegbereiter für nahezu alle Erkrankungen. Studien in dieser Richtung bringen es auf den Punkt: Alleine zu wissen und zu verstehen, wie es zur Krankheit und den dazugehörigen Symptomen kommt, lindert die Angst und die Symptome[20]. Auch wissen wir, dass die Therapie mehr als eine strukturelle Orientierung benötigt. Wertvolle Tipps im Rahmen von Aufklärung, Beratung, Information und Verantwortung sind nachweislich effektivere Methoden zur Therapie als ausschließlich eine biologische und strukturelle Sichtweise[21]. Der Lernprozess durch Deep Learning wird durch eine tiefere Verinnerlichung des Gelernten geprägt, und der Leser wird angeregt, die neue Information in bereits vorhandenes Wissen zu integrieren. Ziel ist, dass Sie mit einer aktiven, lösungsorientierten Haltung und passenden, positiven Zukunftserwartungen zu Ihrem Gesundheitsproblem stehen.

Das Reframing ermöglicht einen Perspektivwechsel

Reframing ist eine äußerst starke Fähigkeit, die in allen Lebenssituationen helfen kann. Reframing bedeutet, etwas, z. B. einer Situation, einer Krankheit oder einem Symptom, einen neuen Rahmen zu geben; es aus einem neuen Blickwinkel zu betrachten (siehe Abb. 1).

Es ist nicht das Ereignis oder die Situation selbst, die uns beunruhigt oder die uns Angst macht, sondern unsere eigene Meinung dazu und die damit hervorgerufene Wertung und Emotion.

Nach Erhalt einer Diagnose werden Krankheit und Symptome in mehr oder weniger »böse« eingeteilt. Dies passiert meist reflexartig und unbewusst, ohne nach dem Sinn oder den Zusammenhängen zu fragen. Stellen Sie sich in solch einer Situation mal die Frage, ob Sie dieses Gefühl

Abbildung 1: Bettruhe als Beispiel für Reframing

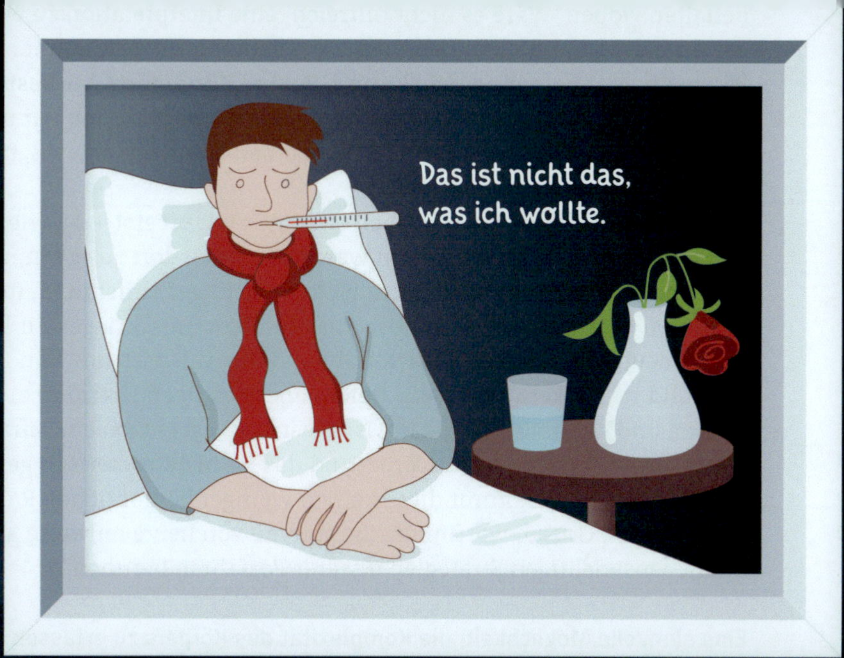
Das ist nicht das,
was ich wollte.

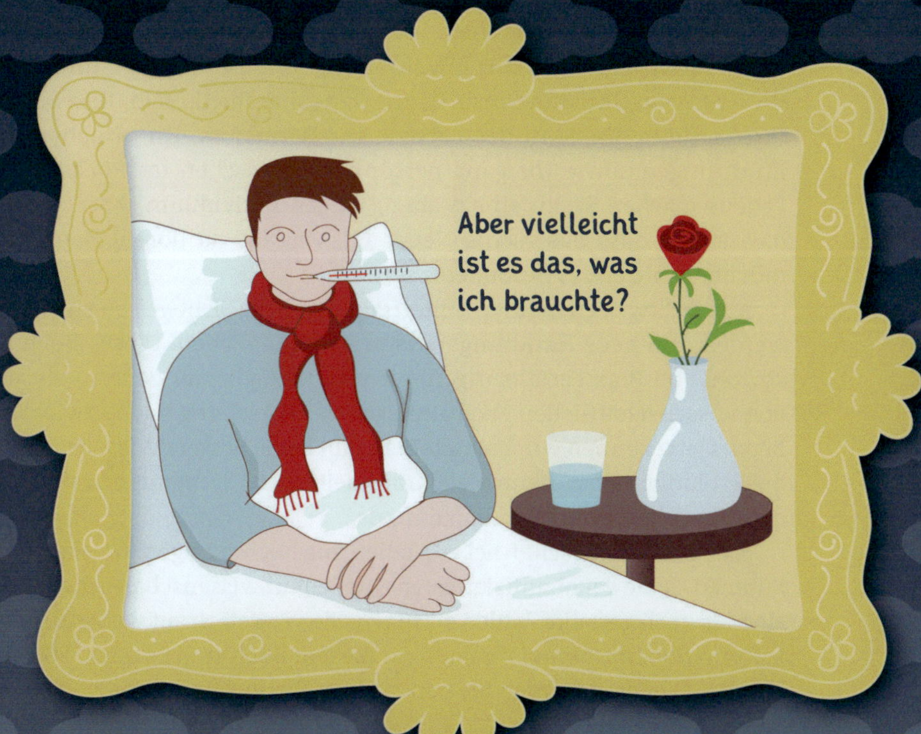
Aber vielleicht
ist es das, was
ich brauchte?

behalten wollen. Wäre es nicht hilfreich, eine Interpretation zu wählen, die unterstützt und nicht behindert, um dadurch Dinge aus einer neuen Perspektive zu betrachten? **So kann z. B. eine Kündigung das Beste sein, was einem passieren kann**. Nach dem ersten Schock sollten wir uns die Frage stellen, worin die Chance hier bestehen könnte. Wer weiß, für was es gut war?

Durch das Erlangen von Freiheit erkennen wir oft erst jetzt, wie unzufrieden wir in der alten Situation waren. Chancen dort zu sehen, wo wir zunächst vor allem Frust erleben, ist ein mächtiges Hilfsmittel, um sich auch von schlimmen Schicksalsschlägen nicht unterkriegen zu lassen. Das bedeutet aber nicht, einfach naiv und unrealistisch auf sein Krankheitsbild zu blicken. Wenn ein tiefer gehendes Deep Learning zu mehr Wissen und Kontrolle führt, dann ist das in der Regel schon ein Reframing. Durch das Wissen über den Sinn (und das ist nicht esoterisch gemeint) des Symptomes bekommt dieses einen weniger bedrohlichen Rahmen. Es gibt einen Grund, warum die Symptome von heute teilweise auf den überlebenswichtigen Strategien unserer Vorfahren beruhen.

Eine sinnvolle Möglichkeit, die Komplexität des Körpers zu erfassen und zu betrachten, ist der Grundgedanke der einzigartigen Verbindung (= Unique Connect).

Von was fragen Sie sich? Von allem und jedem miteinander. Falls Sie es vergessen haben: SIE SIND EINZIGARTIG. Ihre Fähigkeiten, Ihre Werte, Ihr Aussehen, Ihre Körperstatik, Ihr Gangbild, Ihr Umfeld, Ihre Bürden, Ihre Gefühle, Ihr Sinn des Lebens, Ihr Darmbiom, Ihre Hobbys, Ihre Erfahrungen sowie Ihr ganz persönliches Päckchen im Rucksack des Lebens machen Sie zu einem einzigartigen Individuum. Aber ich gehe davon aus, dass das nichts Neues ist, was Sie da hören! Denn jeder möchte gerne etwas Besonderes sein.

Alte Sichtweisen müssen hinterfragt und neue Sichtweisen zugelassen werden, um neue Handlungsweisen zu ermöglichen. Dieses Buch lebt sowohl von Praxiserfahrungen, die sich tagtäglich erweitern, als auch von wissenschaftlichen Erkenntnissen aus Forschung und Entwicklung. Bereits jetzt können wir festhalten: Es gibt keine bessere Wissenschaft als die Evolution selbst. Denn viele Krankheiten und Symptome basieren auf den Überlebensstrategien von damals.

Aktuelle wissenschaftliche Quellen aus hochrangigen Journalen (v.a. Pubmed – eine der qualifiziertesten Quellen für wissenschaftliche Artikel) sind als hoch gestellte Zahlen zu sehen. Sie verweisen auf weiterführende Informationen zu Praxisthemen. In diesem Buch sind es über 250 Quellen. Des Weiteren werden Sie von einigen Errungenschaften von Nobelpreisträgern erfahren, die seltsamerweise »unter den Teppich« gekehrt wurden. Falls Sie nicht genau wissen, was der Nobelpreis eigentlich ist: Der Nobelpreis ist eine seit 1901 vergebene Auszeichnung, die an diejenigen vergeben wird, die im vergangenen Jahr der Menschheit den größten Nutzen geleistet haben. Er gilt als höchste Auszeichnung in den Gebieten bspw. Physik, Chemie, Literatur, Physiologie oder Medizin.

Jeder darf die hier beschriebenen Schritte und Erklärungsmodelle in Frage stellen oder mit eigenen Erfahrungen bessere Erklärungen vorschlagen. In der Wissenschaft hat keiner die Wahrheit mit Löffeln gefressen. Wir sprechen hier von dem aktuellen Stand des Wissens – und gleichzeitig über den aktuellen Stand des kollektiven Irrtums.

Die Wissenschaft kann Hilfe verschaffen?

Ja und Nein. Die Wissenschaft hat Großes in der Medizin ermöglicht, für das wir allerdings jetzt den Preis bezahlen. Die Wissenschaft hat sich von den Bedürfnissen der Menschen entfernt und eine statistische Wahrscheinlichkeit kann nichts über den Einzelfall aussagen. Auch haben wir vor all den Sensationserfolgen der Medizin den menschlichen Organismus in seiner Funktionsweise noch nicht im Detail verstanden. So können wir bis zum heutigen Stand nicht genau nachvollziehen, welche Mechanismen der Körper ergreift, um eine Verletzung zu »heilen«. Aber meistens funktioniert dies einwandfrei und schon nach ein paar Tagen ist nichts mehr zu sehen. Sollten wir und die »Halbgötter in Weiß« uns nicht fragen, warum der Körper es heute schlechter schafft, sich selbst zu heilen?

»Unsinnig ist es, von den Göttern etwas zu erbitten, was man aus eigener Kraft zu leisten vermag.« Epikur (341-271 v. Chr.)

Ich habe dieses Buch – für mich logisch gegliedert und so geschrieben, dass es einen roten Faden hat, bei dem ich meine, dass es für den Leser leicht verständlich und zusammenhängend ist.

Um die Möglichkeit zu bieten, sich tiefgreifender zu einigen Themen zu informieren, gibt es einige Verweise auf die Autoren-Homepage. Denn Ihnen ist sicherlich bewusst, dass die Fülle von vorhandenen Informationen den Rahmen dieses Buches sprengen würde.

Des Weiteren ist »Das Symptom ist ein Lügner« aus didaktischen Gründen in drei Teile gegliedert. Das erste Buch halten Sie gerade in Händen, es ist der informative Teil. Sozusagen das Deep Learning und das Reframing und gibt die Möglichkeit, später eine adäquate Strategie zu wählen. Die Auswahl an medizinischen Therapien ist gewaltiger denn je und dieses Buch wird Ihnen helfen, eine bestmögliche (Be-)Handlungsstrategie auszuwählen.

Der zweite Teil heißt »Psyche und Bewegung – Fundamentale Wirkung auf den Körper«. Dieses Buch wird sich unter anderem mit dem Körper, den Muskeln, den Organen und der Bewegung beschäftigen.

Warum ist Bewegung teilweise extrem schädlich und wie führen Organprobleme zu Statik-Veränderungen? Wie kann ein Umknicken im Sprunggelenk Rückenschmerzen auslösen? Dies sind nur einige Fragen, die dort beantwortet werden.

Sie werden verstehen, dass beispielhaft ein chronischer Schulter- oder Achillessehnenschmerz »eher« etwas für einen Osteopathen oder Physiotherapeuten ist und nicht unbedingt für einen Orthopäden – oder durch Sportinterventionen verschwinden wird. Ein weiterer Teil ist der Einfluss der Psyche auf den Organismus. Wie können Normwerte unserer Gesellschaft, Emotionen, Glaubenssätze, Placebo und Nocebos sowie das Unterbewusstsein zu Krankheit und Gesundheit beitragen?

Der dritte Teil der Buchreihe »Das Symptom ist ein Lügner« lautet »(Auf-)Lösung«. In diesem Workbook erhalten Sie bei Bedarf die gezielten Interventionen zu den Kapiteln.

Dort gibt es konkrete Hinweise zur Durchführung bestimmter Maßnahmen, Eingreifmöglichkeiten oder auch zu Verhaltensänderungen.

Wenn Sie das Patientenbeispiel zum Sodbrennen auf der Autorenhomepage www.dasSymptomisteinLuegner.de angeschaut haben, könnten Sie sich berechtigterweise fragen, ob der Erfolg der Behandlung wissenschaftlich erwiesen ist. Nach dem Stand der »wissenschaftlich bewiesenen« Medizin (Evidence Based Medicine) wäre die beste mögliche Behandlungsform bei Sodbrennen ein Medikament, das die Magensäure hemmt. Wozu das führt, haben Sie bereits erfahren. Die Therapie, die dem Patienten umgehend geholfen hat, hat stattdessen **noch** keine wissenschaftlichen und in der Schulmedizin anerkannten Belege.

Was Wissenschaftlichkeit im Sinne von Evidence Based Medicine (EBM) – die aktuell am besten erforschte Kenntnis – bedeutet und warum sich diese so schwer auf dieses komplexe System Mensch übertragen lässt, hat im zweiten Buch der Trilogie ein eigenes Kapitel verdient.

Die Wissenschaft hat Großes in der Medizin ermöglicht, für das wir allerdings jetzt im Bereich der chronischen Erkrankungen den Preis bezahlen.

Wenn ich schildere, welche »Wunder« ich mit Patienten erlebt habe, bin ich überzeugt, dass es echt war. Und Sie halten mich vielleicht für naiv und bekloppt. Rational kann ich das verstehen. Wenn mir jemand diese Geschichte erzählt hätte, würde ich wahrscheinlich auch nachfragen, zweifeln und würde sagen, dass Anekdoten gar nichts beweisen. Andersherum kann es passieren, dass ich an etwas überhaupt nicht glauben kann oder mag, was für Sie echt und Ihnen heilig ist. Es wäre sicherlich auch ziemlich langweilig, wenn Sie alles so sehen würden wie ich.

Im Rahmen der Wissensvermittlung werden nicht nur Erkrankungen und Symptome, sondern auch die damit verbundenen Lösungsstrategien aufgezeigt. Dieses Wissen reduziert nachweislich die eigene Angst und erhöht die Kontrolle. Schon deshalb ist sie als eine Therapie an sich zu verstehen[20].

Aus diesem Grund führen Sie die Texte dieses Buches ein wenig tiefer in diese Themenbereiche ein, als Sie es vielleicht erwarten würden. Zusammengefasst lässt sich sagen: Zu wissen, was das Problem hinter meinem Symptom ist und dessen Entstehung, macht wieder handlungsfähig und ermöglicht die Auflösung dieses Problems.

Kennen Sie die Problematik zwischen Ärzten und allen anderen Therapeuten?

Man müsste meinen, dass alle doch nur eines wollen; dem Hilfesuchenden helfen. Doch irgendwie scheint da der Wurm drin zu sein. Zum Glück gibt es noch Menschen, die hilfreich ihre Hand reichen. Doch vom Drang geleitet zu helfen, passiert es dennoch, dass man streitet. Und statt als Helfer aufzutreten, steckt man bereits selbst in Nöten. Es ist frustrierend.

Ich bin den Streit zwischen Schul- und Alternativmedizin leid. Dieser Streit wird uns alle überleben und dabei wird das Wichtigste vergessen: der hilfesuchende Mensch. Wie soll ein Patient, der einen normalen Beruf erlernt hat, in diesem komplexen Thema zurechtkommen? Ihm wird es schwergemacht, sich in den verschiedenen Welten zurecht zu finden.

Ich finde es sehr schade, dass die Medizin den Menschen das Vertrauen und das Wissen auf die Selbstheilung ausgetrieben hat. Ich bin fest davon überzeugt, dass unsere Möglichkeit zur Selbstheilung/Selbstregeneration weit über das hinaus geht, was wir heute verstehen. Wenn Sie allerdings die grundlegenden Zusammenhänge verstanden haben, werden Sie erkennen, dass es nicht »die eine« Therapie gibt und Sie den größten Hebel für Ihre Gesundheit selbst in der Hand haben.

Vergleichen wir die Gesundheit mit dem Steuersystem:

Blindes Vertrauen

Auch hier möchten Sie die Hintergründe und Funktionsweise verstehen, um über Umsatzsteuer- oder Einkommenssteuererklärung ein für Sie zufriedenstellendes Ziel zu erreichen. Wenn Sie sich in bestimmten Bereichen nicht auskennen, wenden Sie sich an einen Experten, dem Sie nun blind vertrauen müssen, dass er in Ihrem Sinne handelt. Doch ob er alles für Sie möglich machen will oder nur oberflächlich handelt, können Sie nicht beurteilen, wenn Sie sich nicht selbst auskennen. Aber bei Ihrem Körper geht es um etwas viel Wichtigeres als um Steuern und Zahlen. Es geht um Ihre Gesundheit.

Leider erkennt man das erst, wenn die Gesundheit allmählich zu leiden beginnt. Nehmen Sie sich Zeit zu verstehen, wie der Körper agiert und funktioniert.

Sebastian Kneipp sagte einst »Wer keine Zeit für seine Gesundheit hat, wird später viel Zeit für seine Krankheit brauchen«.

Beim Lesen der nachfolgenden Zeilen werden Sie immer besser verstehen, wie Sie einen guten Berater für sich erkennen.

Übrigens: Das Internet ist in vielen Bereichen eine nützliche Informationsquelle, im Falle der Gesundheit und Symptomanalyse aber kein guter Berater. Wer lange genug sucht, wird früher oder später Beschreibungen von Symptomen finden, die auf eine bedrohliche Erkrankung hinweisen, mit der Folge, dass sich Angst und Sorge steigert[22-24]. Diese Ängste und Sorgen finden wir auch in unserem alltäglichen Leben.

Dieses Buch baut eine Brücke zwischen der Forschung und uns. Neben praktischen Tipps, wie Sie sich selbst helfen können, werden Sie erfahren, wie Sie die Symptome Ihres Körpers deuten können, um adäquat darauf reagieren zu können. Denn wer nicht an sich selbst arbeitet, an dem wird gearbeitet. Im zweiten und dritten Teil der Buchreihe »Das Symptom ist ein Lügner« werde ich Tipps geben, wie Sie einen guten Arzt und Therapeuten erkennen und warum Bewegung zwar wichtig, aber nicht der Heilige Gral der Medizin ist.

Jedem Autor schwebt, vermute ich mal, eine Situation vor, bei dem der Leser seines Werks von der Lektüre profitieren kann. Meine Hoffnung ist, dass ich Ihr Leben bereichere. Dass Sie das Wissen, das Sie erhalten werden, so einsetzen können, um sich und damit Ihren Liebsten helfen zu können. Es setzt keine Vorkenntnisse voraus – aber Neugierde und das

Interesse an der Selbsterforschung. Es soll also als Hilfe zur Selbsthilfe dienen und ist an alle gerichtet, die mit gutem Gewissen Verantwortung in Krankheit oder präventiv für sich selbst übernehmen möchten, sowie an diejenigen, die den Glauben an die derzeit herrschende (Pharma-)Medizin allmählich verlieren.

Nun wünsche ich Ihnen eine spannende Reise durch die Evolution der Menschheit, die einer Revolution im Gesundheitsverständnis gleicht.

Sie werden nicht mehr derjenige sein, der Sie einmal waren.

KAPITEL

2 DIE (R-)EVOLUTION DES KÖRPERS

Der Organismus läuft nach dem Grundsatz Aktion = Reaktion. Wenn es warm wird, werden Kühlmechanismen eingeschaltet und der Körper beginnt zu schwitzen. Wenn es kalt wird, reagiert er folgerichtig mit Zittern. Je nachdem, welchen Reiz der Körper erfährt, gibt er eine individuelle Antwort. Mit dieser Antwort erhöht der Organismus gewisse Systeme und fährt andere herunter. Das Prinzip, nach dem der Körper dabei handelt, ist »Was kann ich verändern, damit es mir JETZT besser geht.« Angenommen, Sie befänden sich in der Wüste und die nächste Wasserquelle ist noch zwei Tagesmärsche entfernt. Sie schwitzen extrem und Ihre Wasservorkommen sind schon vor längerer Zeit zur Neige gegangen. Der Körper wird diese Erhöhung der Körpertemperatur und Gehirntemperatur registrieren und so viel Wasser und Energie wie möglich aus dem Körperinneren mobilisieren, um zu verhindern, dass irgendwann eine Überhitzung eintritt und Sie unter Schwindel zusammenbrechen.

Der Organismus wird so stark gekühlt, wie es just in diesem Moment notwendig ist, um alle wichtigen Lebensfunktionen zu erhalten und dadurch zu überleben. Dafür mobilisiert er »eiserne« Reserven. Er nimmt aus allen Zellen Wasser auf, um sich abzukühlen, um dadurch handlungsfähig zu bleiben und nach neuen Lösungsstrategien zu suchen. Der Organismus registriert gleichzeitig, dass allerdings die Zellen ihre Funktionen verlieren sowie das Blut immer zäh- und dickflüssiger wird. Dies wird im Laufe der Zeit ebenfalls Symptome wie Schlaganfälle oder ein Multiorganversagen auslösen. In diesem Moment aber zweitrangig, obwohl die Gefahr daran zu sterben mit zunehmender Dauer steigt.

Die aktuell größte Lebensgefahr abzuwenden, auf Kosten von allen anderen Systemen, ist das Überlebensprinzip des Körpers.

Grundsätzlich lässt sich sagen: Die Gefahr von außen ist für den Körper wichtiger als die Gefahr von innen. Die Symptome in diesem Beispiel werden durch kein Medikament und keine Therapie verschwinden, sondern ursächlich durch die Zufuhr von Wasser oder einen Ortswechsel.

Ein Beispiel aus dem heutigen Leben

Es ist wohl eine der größten Herausforderungen unserer Zeit: Die Antwort des Körpers auf viele Kalorien und wenig Bewegung ist ...? Sie verstehen – Übergewicht! Wissenschaftliche Studien, die sich mit dem Leben der Antike und unserer Vorfahren beschäftigen, verweisen darauf, dass sich Menschen damals viel bewegten (täglich ca. 10 - 40 km) und vergleichbar wenig aßen. Noch heute gibt es in abgelegenen Gebirgsarealen in Nordost-Mexiko Ureinwohner, die 100 km am Stück laufen können – die Tarahumara[25]. Selbst 80-jährige laufen dort locker leicht einen Marathon in dünnen Ledersandalen. Sie sind das Erbe unseres Geburtsrechtes »born to run« (geboren um zu laufen).

Das Genom, also die DNA des menschlichen Körpers, verändert sich relativ langsam. Würde man die ersten anatomisch modernen Menschen vor ca. 150.000 Jahren mit dem heute lebenden Menschen vergleichen, würde nichts Besonderes auffallen. Würde dieser Ur-Mensch allerdings in unserer Zeit leben, würde er nicht schlecht staunen. **Nahrung immer und überall**, einem Job nachgehen, Autos, Flugzeuge und ein Leben in großen Städten würden wohl befremdlich wirken. Kein Vergleich zu seinem Leben, bei dem gerade das Feuer gezähmt wurde. Essen gab es nur sehr unregelmäßig und teilweise lebte er mehrere Tage ohne Nahrungsaufnahme. Er kannte keine Arbeit oder einen strengen Chef. Er kannte keine Verpflichtungen wie Hauskredite, Leasingverträge oder Mobbing in der Schule. Er war allerdings extremen Verhältnissen ausgesetzt: extreme Kälte, extreme Wärme, Hunger und Durst. Er war ein Spezialist für diese Extreme. **Fasten war also für ihn eher die Regel als die Ausnahme.**

Alle Zellen seines Körpers sowie alle Systeme wie Immunsystem und Magen-Darm-Trakt sind also über Jahrtausende genetisch programmiert worden, in dieser extremen Welt zu leben. Große weltweite, aber auch kleinere persönliche Veränderungen gehen heute Hand in Hand und nehmen immer weiter zu. Aber heutzutage kann der Organismus keine schnelle Lösung finden gegen 30 Jahre laufende Kredite, sechs Mahlzeiten pro Tag, fehlende Anerkennung, Mobbing, drohende Altersarmut, Bewegungsarmut oder die Frage nach einer guten Kindererziehung. Dazu soziale und gesellschaftliche Probleme, Verlust an körperlicher Nähe und persönlicher Kommunikation sowie finanzielle Probleme, die oft zur gleichen Zeit präsent sind. Diese Gedanken versetzen den Organismus ebenso in Stress wie extreme Kälte, Wärme oder Hunger. Mangels klarer Lösung reagiert der Organismus aber noch genau so, wie er seit Jahrtausenden auf Stress reagiert hat: permanent mit seinen Stress-Systemen. Dazu später mehr.

Der frühe Mensch lebte Jahrtausende von Tag zu Tag und somit im wahrsten Sinne des Wortes in einer anderen Welt. Es lohnt also ein Blick in die Vergangenheit, um zu verstehen, wie der Mensch damals reagiert hat. Da sich Gene nur um geschätzte 0,2 % in 100.000 Jahren verändern, sind diese evolutionären Reaktionsmuster immer noch fest in unserer DNA verankert[4].

»Unsere Physiologie und die Funktionsweise im Lichte der Evolution sind der einzige Ansatz, der in der Biologie wirklich »Sinn macht«, so Theodosius Dobzhansky, 1900 - 1975. Prof. Dr. Frits Muskiet forscht in Pathophysiologie und klinischer Chemie-Analyse und er geht noch einen Schritt weiter:

»Nichts in der Medizin macht Sinn ohne Biologie.«

Einer der Hauptgründe für viele gesundheitliche Probleme heutzutage ist die Missachtung evolutionärer Spielregeln, welche fest in unsere Gene eingemeißelt wurden und leider in Vergessenheit geraten sind.

Es gibt nichts, was der Mensch besser kann als die Natur.

Unser Körper und Stoffwechsel wurden über zwei Millionen Jahre bestmöglich an die Lebensform der Jäger und Sammler angepasst. Diese Zeit umfasst derzeit 99,5 Prozent der Menschheitsgeschichte. Es ist sinnvoll, die Vergangenheit zu kennen, um die Gegenwart zu verstehen. Viele Probleme von heute basieren auf den Lösungen von gestern.

Dazu August Bebel: »Nur wer die Vergangenheit kennt, kann die Gegenwart verstehen und die Zukunft gestalten.«

2.1 VOR MILLIONEN JAHREN = GRUNDSTEIN UNSERES LEBENS

Wir sind das Ergebnis von Millionen Jahren einer evolutionären Erfolgsgeschichte. In dieser Entstehungsgeschichte hatten wir nicht ständig einen Arzt um uns. Wir konnten eigenartigerweise auch ohne Medikamente oder Therapien zurechtkommen und waren unser eigener Arzt. Die Gründe dahinter waren eine andere Lebensweise, die unseren Vorfahren eine besondere Fähigkeit der Selbstheilung zukommen ließ. Verletzungen durch Kämpfe, Stürze, Vergiftungen und anderweitige Symptome wurden über Jahrtausende selber von unserem Körper reguliert. Diese körpereigene Regulation ist die Grundlage der Selbstheilung. Diese Selbstheilung des Körpers führt unweigerlich weg von der medikamentösen Symptombehandlung und führt zur Biologie. Die Systembiologie, Zellbiologie und die Evolutionsbiologie erklären, was der Körper benötigt, um sich immer wieder zu regenerieren. **Vergessen Sie dabei nicht: Heilung ist immer Selbstheilung**. Und schon im Mittelalter hieß es: »Medicus curat, natura sanat.« **Übersetzt aus dem Lateinischen bedeutet es** »Der Arzt behandelt, die Natur heilt.« Die eigentliche Heilung geschieht im Menschen.

Um diese Selbstheilung/Selbstregeneration in der heutigen Zeit wieder zu ermöglichen, ist es wichtig, eine vergessene Struktur kennenzulernen.

2.2 DIE MUTTER DER ZELLEN – EZM, DIE EXTRAZELLULÄRE MATRIX

Nun Applaus, der Star betritt die Bühne. Die extrazelluläre Matrix.

Es stellt sich die Frage, wie es möglich ist, den Lebensstil unserer Vor-Vorfahren, der durch den Rhythmus der Natur geprägt war, mit den Vorteilen unserer Lebensweise von heute zu verknüpfen?

Wenn eine Blume nicht wächst, was tun Sie dann? Sie widmen sich höchstwahrscheinlich der Umgebung der Blume, nicht der Blume selbst. So kann dies auch auf den menschlichen Organismus übertragen werden. Jede Zelle lebt in ihrer Umgebung und ist auch abhängig von dieser. Wie ein Fisch von der Qualität des Wassers durch die Regulation von Abfluss und Zufluss oder die Blume von der Umgebung und dem Boden abhängig ist, so sind alle Zellen aller Lebewesen vom Raum um sie herum abhängig. **Dieser Raum um jede einzelne Zelle im Organismus wird extrazelluläre Matrix genannt.**

Heute weiß man, dass alle Zelltypen wie Muskel-, Nerven-, Organzellen usw. immer identisch und bei allen Lebewesen gleich groß sind. Die Nierenzelle eines Hamsters unterscheidet sich durch nichts von der Nierenzelle eines Menschen. Letzterer hat nur viel mehr davon. Zellen entstehen durch Zellteilung und sind die Grundfunktionen des Lebens aller Mehrzeller, also auch von uns Menschen. Und so wie die Zellen von der extrazellulären Matrix abhängig sind, sind wir Menschen von unserer Umwelt abhängig.

Wir Menschen leben in totaler Abhängigkeit

Gemeint ist die Abhängigkeit von unserer äußeren Umwelt. Wir brauchen für unsere Vitalität reine Luft, sauberes Wasser, erträgliche Temperaturen und ausreichend Licht. Verändert sich nur einer dieser Faktoren negativ, so ist das körperlich und psychisch spürbar. Wir reagieren auf die schlechter werdenden Lebensbedingungen und werden chronisch oder akut krank. Leben wir lange unter schlechten Bedingungen, kann dies sogar zum Tod führen. Auch unsere Zellen leben in totaler Abhängigkeit von ihrer Umwelt. Um gesund existieren zu können, müssen die Zellen permanent aus der Zellumgebung – der extrazellulären Matrix – mit Sauerstoff, Mineralien, Vitaminen und Nährstoffen versorgt werden (siehe Abb. 2). Dafür muss die extrazelluläre Matrix frei durchgängig sein, man nennt dies auch einen solartigen Zustand. **Die Konsequenz: Wir leben in einer doppelten Abhängigkeit.**

Die Abhängigkeit von unserer äußeren Umwelt ist uns bewusst, aber die unserer inneren Umwelt meist nicht. Die extrazelluläre Matrix wird zeitlebens abgebaut, umgebaut und neu modelliert. Unser Körper ist permanent damit beschäftigt, sie für die Zellen lebensdienlich zu gestalten.

Das erforschte damals der französische Chirurg, Anatom und Biologe Dr. Alexis Carrel und er sagte:

> *»Voraussetzung, damit die Zelle ewig währt, ist die regelmäßige Erneuerung der extrazellularen Flüssigkeit. ... Die Zelle ist unsterblich. Es ist nur die Flüssigkeit, die sie umgibt, die degeneriert. Erneuere diese Flüssigkeit regelmäßig, gib der Zelle, was sie für ihre Ernährung braucht, und der Fluss des Lebens könnte für alle Zeiten weitergehen«.*

Obwohl er 1912 den Nobelpreis für Medizin und Physik erhielt, gibt es bis heute kein Interesse an den Ergebnissen[26].

Das Experiment, das ihn zum Nobelpreis geführt hat:

Küken-herzen

Nachweislich hat er die Zellen eines Kükenherzens 34 Jahre lang in einer Petrischale am Leben erhalten, indem er täglich das Wasser um diese Zellen herum – also die extrazelluläre Matrix – ständig von Schadstoffen gesäubert hat. Eine derart lange Zeitspanne überlebt normalerweise kein Huhn. Dessen durchschnittliche Lebenserwartung beträgt etwa fünf bis sieben Jahre. Als Carrel starb, kümmerte sich niemand mehr um die Zellen des Kükenherzens in der Petrischale. Schon nach wenigen Tagen starben die ersten von ihnen ab, und nach drei Wochen war das ganze Leben in der Kultur, das immerhin 34 Jahre bestanden hatte, erloschen. Die Zellen verhungerten und erstickten.

Nun war klar, dass die täglich verabreichte gute Nährlösung zu ihrer langen Lebensdauer geführt hatte. **Ein ähnliches Drama spielt sich heute auf Zellebene in vielen menschlichen Körpern ab.** Diesen Vorgang nennt man Degeneration und vorzeitige Alterung. Er findet über Jahrzehnte in den verschiedensten Organen wie Gelenken, Sehnen, Arterien und Gehirn statt. Die degenerativen Prozesse treten überwiegend bei älteren Menschen auf und seltener bei Jugendlichen, da sich die negativen Veränderungen in der extrazellulären Matrix mit zunehmenden Alter langsam aufbauen. Irgendwann ist es dann aber soweit und die Zellen »ersticken«, so wie die in der Petrischale von Carrel.

Extrazelluläre Matrix (EZM) solartiger Zustand

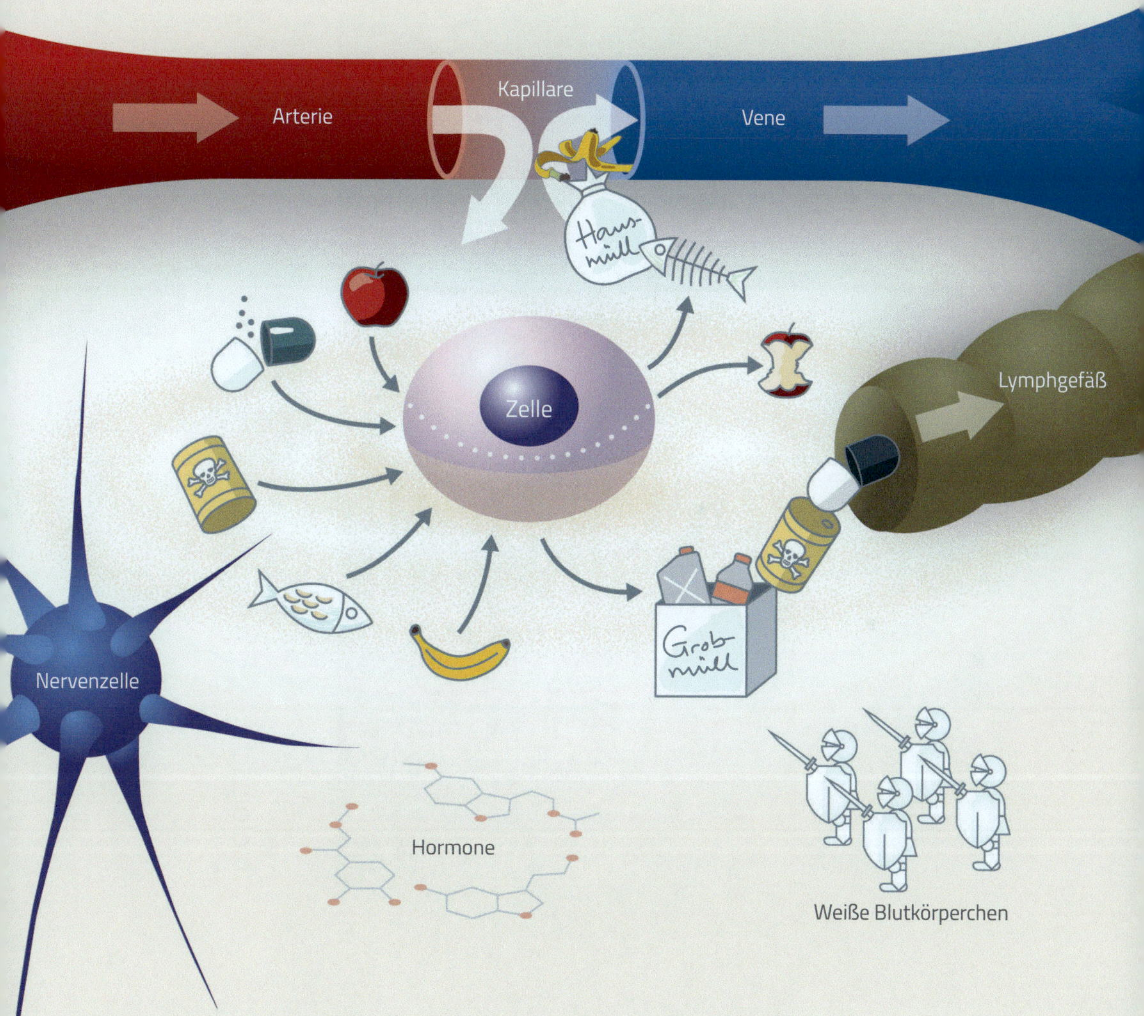

Abbildung 2: Eine frei durchgängige (solartige) extrazelluläre Matrix ermöglicht einen optimalen Transport und eine gute Funktion von Nährstoffen, Nerventransmittern und Immunzellen um die Zelle.

8 Ebenen des Lebens

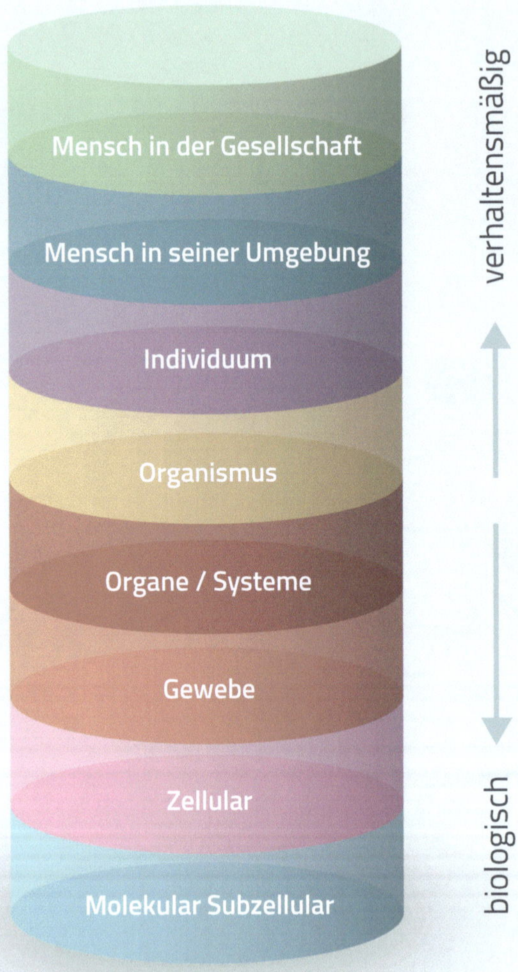

Abbildung 3: Modell: 8 Ebenen des Lebens

Was sind wir?

Ihre Hand verrät es Ihnen. Schauen Sie diese mal an. Im Optimalfall sehen Sie fünf Finger. Die sehen sehr robust aus und bestehen aus zigtausend Zellen. Und jede einzelne Zelle aus zigtausend Atomen. Ja, es hört sich nicht sehr romantisch an, aber wir sind ein Haufen von Atomen und Zellen. Hat die Zelle ein Problem, dann wird dies, wie auch im Gewebe, im Organ und den Körpersystemen, letztendlich am gesamten Organismus und Individuum spür- und sichtbar. Ist der Mensch in der Folge als Individuum krank, so wird das auch in der nahen Umgebung sowie gesellschaftlich Auswirkungen mit sich bringen. Genau so können gesellschaftliche Probleme sich andersherum bis auf die Zelle auswirken. Ein unruhiges Umfeld oder ein vermeintlich gesellschaftliches Problem führt mit der Zeit ebenfalls zu körperlichen und zellulären Problemen. Wer einmal mit dem Vermieter, dem Nachbar, dem Chef, dem Ex-Partner im Clinch war, weiß wie Faktoren von »Außen« in der Folge zu Problemen im »Inneren« führen. Diese Ebenen des Lebens beeinflussen sich gegenseitig von biologisch zu verhaltensmäßig (siehe Abb. 3). Wie genau das passiert und was Sie dagegen tun können, steht im zweiten Teil von »Das Symptom ist ein Lügner«.

Sie selbst waren einmal eine einzige Zelle (siehe Abb. 4).

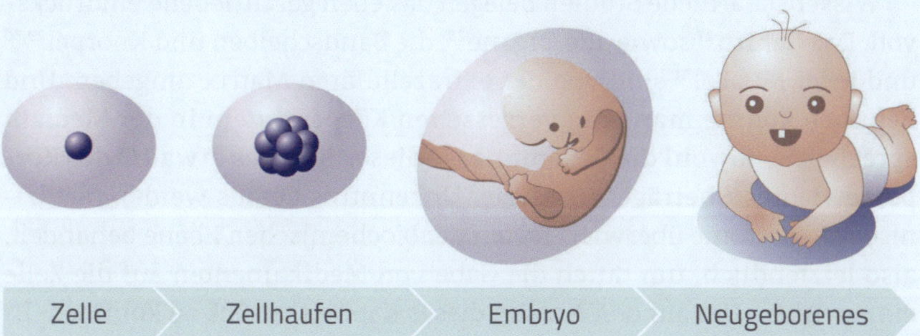

Abbildung 4: Entwicklung vom Ein- zum Mehrzeller

Ein Zellbiologe würde vermutlich sagen, dass Sie heute ein Haufen von 80 Billionen Zellen sind. Vielleicht haben Sie das vorhin überlesen und nicht richtig wahrgenommen. Aber wirklich, jede dieser 80 Billionen Zellen in unserem Körper wird von der extrazellulären Matrix umgeben. **Und genau wie jeder Gärtner oder Aquariumbesitzer die Umgebung, also den Lebensraum mit in seine Überlegungen einbezieht, so sollte auch die moderne Medizin den Lebensraum unserer Zellen viel stärker berücksichtigen.** Oder besser gesagt: überhaupt mal anfangen zu berücksichtigen. In den Fachbüchern lesen und sehen wir noch, dass unsere Zellen »direkt« von Blutgefäßen ernährt werden. **Bereits 1845 prägte C.B. Reichert folgenden Satz:** »An keiner Stelle des Körpers berühren die Kapillaren unmittelbar die Zelle.«

Diese wichtige Erkenntnis wurde bis heute in der Medizin kaum wahrgenommen. Deshalb lesen wir in Fachbüchern und Medien immer wieder, dass unsere Zellen direkt durch die Arterien ernährt werden. Diese Einschätzung ist nicht ganz richtig. Es ist nämlich immer die extrazelluläre Matrix vorgeschaltet. In der Therapie vieler Krankheiten wurde dadurch demnach nur auf die Förderung der arteriellen Mehrdurchblutung Wert gelegt. Der Abfluss – also der Abtransport – der Stoffwechsel-Endprodukte aus der extrazellulären Matrix über die venösen und lymphatischen Gefäßsysteme blieb weitgehend unbeachtet.

Frühere Bezeichnungen der extrazellulären Matrix waren Interstitium, Zellzwischenraum oder weiches Binde- und Stützgewebe. Heute sagt man auch der Extrazellularraum oder die extrazelluläre Matrix (kurz EZM). Der Name Matrix stammt aus der lateinischen »Mater«, also von der Mutter. **Daran kann schon die große Bedeutung dieser Matrix erahnt werden:**

Wie eine fürsorgliche Mutter ernährt sie die Zellen.

Wissenschaftliche Studien belegen das eben geschriebene eindrucksvoll. Das Gehirn[27] sowie alle Organe[28], die Bandscheiben und Knorpel[29,30] und jeder Muskel[31] sind von der extrazellulären Matrix umgeben. **Und dennoch könnte man vom vergessenen Körpersystem in der Medizin sprechen … obwohl die Gesamtmasse dieses Raumes etwa 1/3 des Körpergewichtes[32] beträgt.** Aus dieser Unkenntnis heraus werden medizinische Symptome überwiegend auf der biochemischen Ebene behandelt, also letztendlich, um durch die Gabe von Medikamenten auf die Zelle einzuwirken. Um auf den Anfang dieses Kapitels zurück zu kommen: Es gilt, den Doktor im Körperinneren zu unterstützen und anzuregen. Heilen kann nur der Organismus sich selbst.

2.3 DER MENSCH – EINE ANHÄUFUNG VON ZELLEN

Aus einer befruchteten Eizelle entwickeln sich zu Beginn nicht alle Zellen gleich. Es entwickeln sich bis zu 250 verschiedene Zellarten wie z. B. Muskel-, Nerven-, Haut-, Nieren- oder die Leberzellen. Jede einzelne spezialisierte Körperzelle bildet sich dabei aus einer Stammzelle und diese bilden im Körper einen Reservepool. Fehlen im Körper bestimmte Zellen oder werden verletzt, können Stammzellen dafür sorgen, dass dort regenerative Prozesse eingeleitet werden.

Jede Zelle hat die Fähigkeit zu regenerieren und wieder den Platz und ihre spezielle Aufgabe zu übernehmen. Dies ist fest in ihren Genen eingemeißelt. **Stellen Sie sich vor, Sie schneiden sich tief in den Finger. Woher wissen die Zellen, dass dort nun Hautzellen und keine Leberzellen oder anderweitiges nachwachsen sollen? Woher wissen die Zellen, wann sie aufhören müssen zu wachsen? Diese Selbstheilungsfähigkeit ist fest in unseren Genen verankert und somit in uns.**

Jede Zelle, auch eine bereits spezialisierte, trägt dabei das ganze Erbgut des Menschen in sich. Es werden allerdings nur die Gene abgelesen, die für die Bewältigung der besonderen Aufgabe wie zum Beispiel als Muskel-, Niere-, Leber-, Nerven-, Haut- oder Darmzelle erforderlich sind. Fällt Ihnen in dieser Hinsicht etwas auf?

Die Spezialisierung der modernen Medizin beruht auf den Spezialisierungen der einzelnen Zellen.

So gibt es Dermatologen, Nephrologen, Enterologen, Kardiologen, Dermatologen sowie Neurologen usw. Überspitzt gesagt hat jede Zellspezialisierung einen eigenen Fachbereich. Dies beruht auf der Erkenntnis, dass die Krankheiten primär auf Zellebene entstehen.

Keine Spezialisierung auf die EZM

Es gibt derzeit keine spezialisierte Fachrichtung, die sich auf die Umgebung, also die extrazelluläre Matrix spezialisiert hat. Wenn sich jemand damit beschäftigt, sind es einzelne Ärzte und Heilpraktiker. Die extrazelluläre Matrix hat in der Behandlung von chronischen Erkrankungen

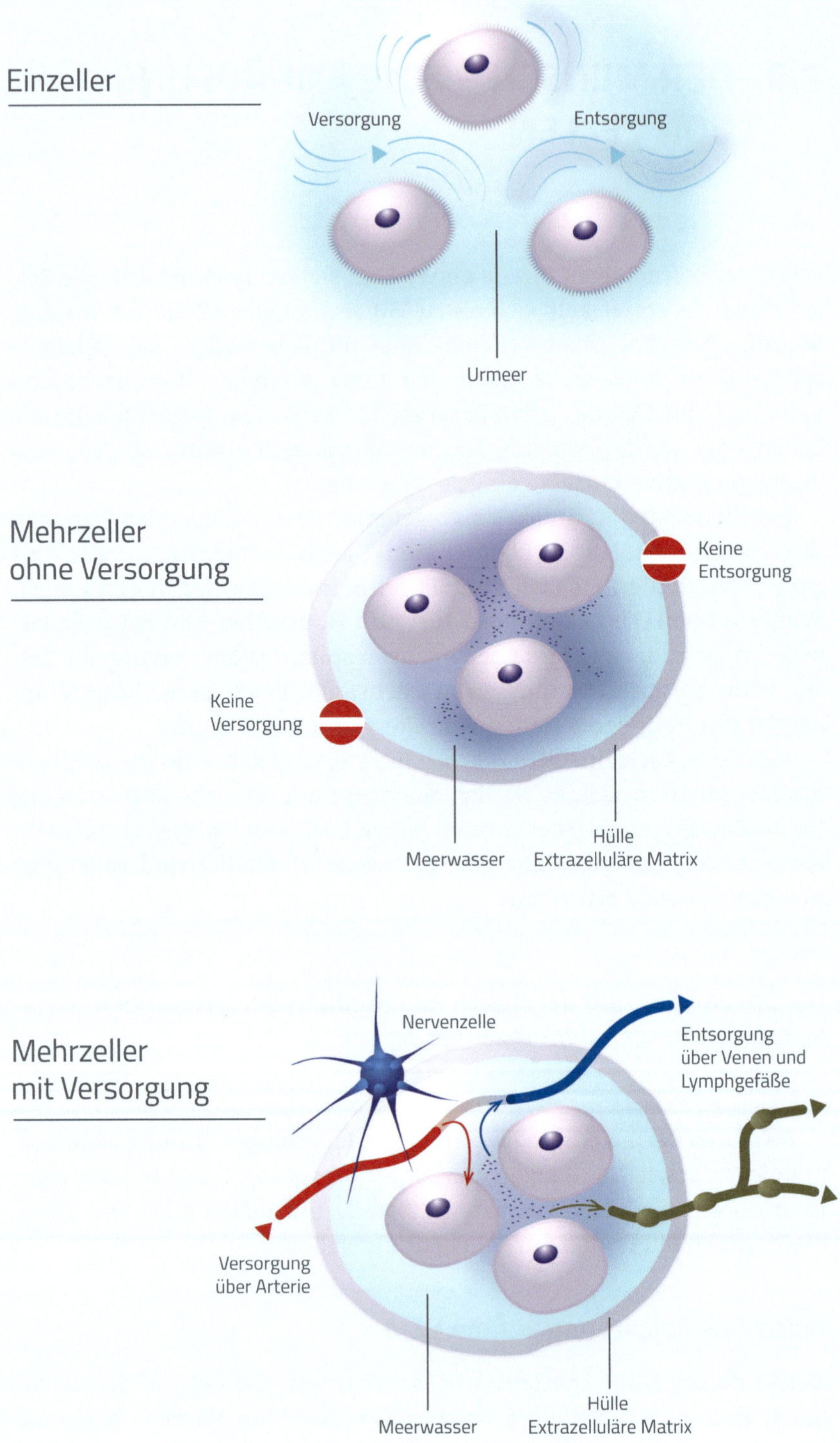

Abbildung 5: Schematische Darstellung der Ver- und Entsorgung der EZM

eine große Bedeutung. Im Falle akuter Erkrankungen sind die Behandlungserfolge der spezialisierten Akutmedizin für uns alle unbestreitbar segensreich. Dort sind monokausale Denkweisen vielversprechend und üblich, wie z. B. Antibiotikagabe bei Mandelentzündung oder Operation bei Blinddarmentzündung. Doch gerade bei chronischen Zivilisationserkrankungen sind die Bemühungen teilweise desolat und unterdrücken nur Symptome. **Warum die Einbeziehung der extrazellulären Matrix gerade diese Lücke schließen kann, ist ein elementarer Bestandteil dieses ersten Kapitels.** Natürlich ist hoffentlich allen bewusst, dass auch die Zelle eine wichtige Funktion einnimmt. Die Zelle muss mit wichtigen Mikronährstoffen wie Vitaminen, Mineralien und Spurenelementen versorgt werden. Doch auch mit dieser Erkenntnis können viele chronische Erkrankungen nicht zufriedenstellend therapiert und »geheilt« werden.

2.4 AUF SPURENSUCHE – DIE ENTSTEHUNG

Wie anfangs schon erwähnt, ist der Organismus eine Anhäufung von Zellen, die einmal aus einer Zelle entstanden sind.

Man vermutet, dass sich vor ca. 600 Millionen Jahren die ersten ähnlichen Einzeller im Urmeer zu mehreren Zellhaufen ausbildeten und einen Rand um sich formten[33]. Dieser Rand ist die Hülle der extrazellulären Matrix, die nicht nur die Zellen umhüllte, sondern auch einen Teil des Meerwassers. Das war damals die natürliche Umgebung der Einzeller, und interessanterweise entspricht die Mineralstoff- sowie Säure-Basen-Zusammensetzung von damals in etwa der gleichen Zusammensetzung wie heute. **Auch die ersten Einzeller hatten einen Stoffwechsel,** der in der Folge Abfall und Kot mit sich brachte. Dieser wurde damals von der Wasserströmung entsorgt, welche nun den Mehrzellern mit einer extrazellulären Matrix nicht mehr zur Verfügung steht. Die Ver- und Entsorgung der Zellen über Arterien, Nerven, Venen und Lymphen ist nun Aufgabe der extrazellulären Matrix (siehe Abb. 5).

Waren die Anforderungen an die Regulation bei den ersten Mehrzellern nicht sehr hoch, stiegen sie bei zunehmend größer werdenden Mehrzellern erheblich. **Diese Regulation ist wesentlicher Bestandteil der Selbstheilung.** Doch warum wird dieses Wissen in der heutigen Medizin nicht angewendet? Die Ver- und Entsorgung der Zellen über Arterien, Nerven, Venen und Lymphen geschieht über die extrazelluläre Matrix.

2.5 SO WICHTIG – UND KEINER WEISS ES

Wie kann es sein, dass ein System, das in seiner Gesamtheit 1/3 der Körpermasse einnimmt, so schlecht erforscht ist? Frühere Untersuchungsverfahren in der Gewebsforschung wurden meist mit Alkohol durchgeführt, so dass sich Bestandteile in der extrazellulären Matrix auflösten und sich deswegen lange Zeit nicht darstellen ließen. Hier entstand eine große Wissenslücke, die ein Professor für Gewebskunde charmant erklärte:

»Wir wissen, dass da nicht Nichts ist, aber wir wissen nicht, was da ist.«

Der Fokus der modernen Medizin war geschichtlich auf die Zellen gerichtet. Die konnte man darstellen und das Wissen, dass die großen Infektionskrankheiten wie Cholera, Tuberkulose oder Pest alle an den Zellen ihre Pathologien zeigten, trug nicht dazu bei, nach einem Raum um die Zellen zu suchen. Erst in jüngster Zeit gelingt es durch modernste Verfahren, diese Eiweißzucker in der EZM aufzuschlüsseln und darzustellen.

Es sind aktuell Forschungsgelder[34] in Millionenhöhe zur Verfügung gestellt worden (Charité Berlin, Uni Köln), um hinter die Geheimnisse und die Funktionsweise der EZM zu gelangen. **Zuvor wurde die EZM trotz ihres großen Potenzials gerade auf dem Gebiet der modernen Medizin stiefmütterlich behandelt.** In anderen komplementär- und alternativmedizinischen Behandlungsansätzen wie der Osteopathie wird die extrazelluläre Matrix seit jeher behandelt und zwar über die Faszien, die vor kurzem auch für Furore sorgten.

Der Faszienforscher Dr. biol. hum. Robert Schleip aus Ulm bewies auch dem letzten Ungläubigen, dass es Faszien gibt und bestätigte, was Osteopathen und Ida Rolf mit ihrer Rolfing Methode schon lange wussten. Und die Faszien sind, wie es der Zufall will, der Hauptbestandteil der extrazellulären Matrix. Gerade die Schulmedizin belächelte und bekämpfte Jahrzehnte lang die Berufsgruppen, die Faszien in ihre Behandlung einbezogen. Diese Behandlung sei nicht wissenschaftlich erforscht – also nicht Evidence Based Medicine – und sei, wie nicht anders erwartet, Wucher und Abzocke von Nichtmediziner. Kein Witz – diese Aussagen hört man heutzutage immer noch. Die Begründung, die ich mir auch persönlich von vielen Ärzten anhören durfte war, dass die Mediziner während ihres Studiums nichts von Faszien und extrazellulärer Matrix hörten und auch nichts davon sahen. Die Leichen, die in der Anatomie präpariert wurden, hatten keine Faszien, sonst hätte man diese sehen müssen. Also gab es im medizinischen Weltbild der Medizinstudenten keine Faszien. Die Auflösung dieses Malheurs ist, dass die Mediziner in ihrer medizinischen Sichtweise gerne die Muskeln, Gefäße und Organe begutachten möchten. Diese sind aber von einem störenden weiß-durchsichtigen Bindegewebe überdeckt. Dieses weißlich aussehende Bindegewebe wird seit jeher als Abfall gesehen und herausgeschnitten. Niemals hätte sich die moderne Medizin erträumen lassen, dass dieser »Abfall« die extrazelluläre Matrix ist und und so große Bedeutung im Organismus hat. Was hier in großem Stil geschah, ist in der modernen Medizin immer noch gang und gäbe.

Alles was nicht gesehen, erklärt und oder nachgewiesen werden kann, existiert nach schulmedizinischer Meinung nicht.

Obwohl manche Therapiemethoden hervorragend wirken, werden sie als Scharlatanerie bezeichnet. Traurig, aber wahr!

Ich selbst konnte in jüngster Vergangenheit bei Frau Prof. Dr. med. Raab, ihres Zeichens Anatomin, hospitieren. Dort wurden spezielle anatomische Präparate angefertigt, in denen die Faszienstruktur erhalten wurde. Sie bestätigte mir, dass Faszien-Bindegewebe bisher in der Anatomie als überflüssiges Material angesehen und immer ohne Wenn und Aber entfernt wurde. Je besser Strukturen von diesem weiß-durchsichtigen Bindegewebe befreit wurden, desto besser war die Benotung. Wenn Frau Prof. Raab, die inzwischen die Ausbildung zur Osteopathie absolvierte, heutzutage präpariert, dann kommen die anderen Professoren und Studenten und schauen ganz irritiert und interessiert. »So etwas habe man ja noch nie gesehen«. Man ging und geht in der Medizin leider noch in großem Maße davon aus, dass Faszien »totes Gewebe« sind, die lediglich eine Schutzfunktion erfüllen. Man könnte zusammenfassend sagen:

»Nur weil etwas nicht entdeckt, bedeutet nicht, dass es nicht existiert.«

Vor der Erfindung des Mikroskops waren Zellen, Bakterien und Viren nicht mehr als Märchen. Vor der Erfindung der Röntgen-Diagnostik und der Kernspintomographie sind viele Menschen an inneren Verletzungen oder Tumoren gestorben. Vermutlich würde man immer noch an die Strafe Gottes oder an ein Zuviel an Sünden glauben.

2.6 DAS ORGAN DER FORM – FASZIEN

Faszien sind ein faszinierendes Sinnesorgan[35], das nicht nur die immens wichtigen Aufgaben der extrazellulären Matrix beinhaltet, sondern maßgeblich an der Körperform beteiligt ist. Faszien sind unser wichtigstes und reichhaltigstes Sinnesorgan für Propriozeption (Wahrnehmung von Körperbewegungen und Lage einzelner Körperteile im Raum).

Strukturelement des Körpers

Faszien sind per Definition das trennende und zugleich dreidimensional verbindende Strukturelement des Körpers. **Mit ihren Bindegewebsschichten, Strängen und Schichten bilden sie ein nahezu alles durchdringendes umhüllendes Netzwerk, das dabei jede Struktur, sei es Organ, Muskel, Sehne, Gefäß und Knochen umhüllt.** Es bildet auf diese Weise ein globales Netzwerk, das sich nur durch die Dicke der extrazellulären Matrix unterscheidet. Muskeln haben eher verstärkte, Organe eher dünnere Faszien, die allumfassend kontinuierlich mit Bändern, Gelenkkapseln sowie der Knochenhaut verbunden sind. Muskeln haben je nach körperlicher Tätigkeit eine deutlich verstärkte Faszie. So haben professionelle Reiter oder Fußballspieler verstärkte Faszien auf der Beininnenseite. Da jede Struktur anatomisch nachweisbar mit jeder anderen über die Faszien verbunden ist, kann ein Problem an einer Stelle des Körpers Symptome an einer ganz anderen Stelle auslösen. Das ist oft ein Grund, warum bei vielen Patienten die Schmerzursache und die gefühlte Lokalisierung nicht übereinstimmen, sondern weit entfernt voneinander liegen. Faszien können ihren Zustand bei Zufuhr von Energie in Form von mechanischem Druck oder Wärme von festem Gel zu einer flüssigen Sol-Form verändern[36], vergleichbar mit Butter oder Stärke in der Küche. Dadurch wird möglich, dass die nachgeschalteten Zellen im Körper besser versorgt werden.

Das könnte die Erfolge durch die im Faszien-Handwerk tätigen Therapeuten oder Masseure mit erklären.

Faszien sind in der Lage, die muskuläre Kraftübertragung von einem beliebigen Ort an einen anderen Ort zu leiten und sind wesentlich an der »Haltung« beteiligt, so dass einige wissenschaftliche Experten daher auch von dem »Organ der Form«[37,38] sprechen. So ist unter anderem einer der Gründe bei Menstruationsschmerzen die mechanische Kraftübertragung der Gebärmutter über die Faszien an Rücken, Bauch oder Brust.

Die EZM bildet nicht nur das physische Gerüst, in das die Zellen eingebettet sind, sondern reguliert auch viele zelluläre Prozesse wie Wachstum, Reparatur und Überleben der Zelle[39-41]. Eine Studie, die sich mit der Laufmechanik und dem Energieverbrauch beschäftigte, deckte auf, dass Faszien einen stark zu beachtenden Aspekt darstellen. Faszien können Bewegungsenergie aufnehmen und wieder abgeben, was dazu führt, dass der Energieverbrauch in Bewegung erheblich sinkt[42]. Holen Sie sich das Bild einer Gazelle oder eines Gepards ins Bewusstsein. Diese bewegen sich in einem Ausmaß, dass man meinen könnte, sie würden eher fliegen als laufen. Um zu verstehen, wie genau die EZM das macht, sollten wir uns den Inhalt bekannt machen.

2.7 INHALT UND VERMÜLLUNG DER EZM

Den Inhalt der EZM können Sie sich folgendermaßen vorstellen. Neben Wasser befindet sich auch ein verflochtenes Netzwerk, das aussieht wie ein Geflecht von Flaschenbürsten (siehe Abbildung 6). Die Grundelemente dieser Flaschenbürsten sind langkettige Eiweißzucker.

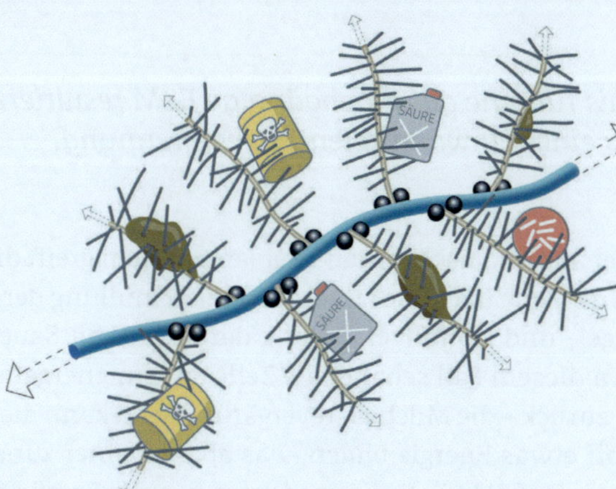

Abbildung 6: Flaschenbürste

Neben diesen werden je nach Organ und Struktur auch elastische und kollagene Fasern unterschieden. Für die Produktion dieser Eiweißzucker und Fasern sind in erster Linie Fibroblasten (Bindegewebszellen) zuständig. In den Knochen sind spezielle Bindegewebszellen, die Osteoblasten genannt werden, für die Produktion der knochenspezifischen Matrixkomponenten zuständig. Im Knorpel von Gelenken sind es Chondroblasten und im Gehirn Gliazellen. **Diese vier sind die Hauptvertreter der Bindegewebszellen; aus ihnen setzt sich die EZM zusammen.**

Um die herausragende Bedeutung der EZM zu verstehen, lohnt ein Blick auf die langkettigen Eiweißzucker. Diese halten, vereinfacht ausgedrückt, alles fest und zurück, was der Zelle schaden könnte. Man nennt diese Filterfunktion auch Molekularsiebfunktion. Mit dieser speichert sie aus einem Geflecht aus Flaschenbürsten Wasser, bindet Säure und hält schädliche Substanzen zurück. Diese Substanzen, oder auch »Schlacken« wie Stoffwechselabfälle, Zellverfallsprodukte, Gifte, Schwermetalle und Säurerückstände, werden solange wie möglich in der EZM verstaut und »vermüllen die EZM«. Gerade ein aktiviertes Immunsystem, das sich vor allem von schnell verfügbaren Kohlenhydraten ernährt, führt zu einem erhöhten Stoffwechselabfall.

Info

Wie Sie Ihre Molekularsiebfunktion der EZM unterstützen können, erfahren Sie auf S.194

Sie können sich das wie bei einem Ofen vorstellen. Wenn Sie ein normales Brikett hineinwerfen, führt dies zu einer gewissen Energieproduktion und als Abfall entsteht Ruß, der in der Folge die EZM »verstopft«. Das können Sie mit einem Kohlenhydrat vergleichen. Fett ist stattdessen das Super-Brikett. Mit diesem Super-Brikett ist eine erhöhte Energiedichte bei gleichzeitig weniger Ruß möglich (siehe Abb. 7). So bleibt festzuhalten, dass 1 g Fett mehr Energie liefert als 2 g Kohlenhydrate – und das bei gleichzeitig weniger Stoffwechsel-Endprodukten.

Ein Geheimnis für eine gut durchgängige EZM resultiert unter anderem aus einer einwandfreien Fettverbrennung.

Erst von hier aus und nach Jahren oder Jahrzehnten greift die Vermüllung dann auf die Zelle über. Die zunehmende Vermüllung der EZM führt zu einer Mangel- und Notfallversorgung der Zellen mit Sauerstoff und Nährstoffen. In diesem Fall schaltet die Zelle auf ein energetisches Notfallprogramm zurück – die Milchsäurevergärung. Jetzt kann die Zelle auch ohne Sauerstoff etwas Energie bilden, was aber zu einer zunehmenden Übersäuerung in der EZM führt, die wiederum zu einer Entzündung führt. Mit dieser Entzündung versucht die Zelle ihren Lebensraum – die EZM – wieder lebensdienlich zu gestalten. Durch die Entzündung steigt das

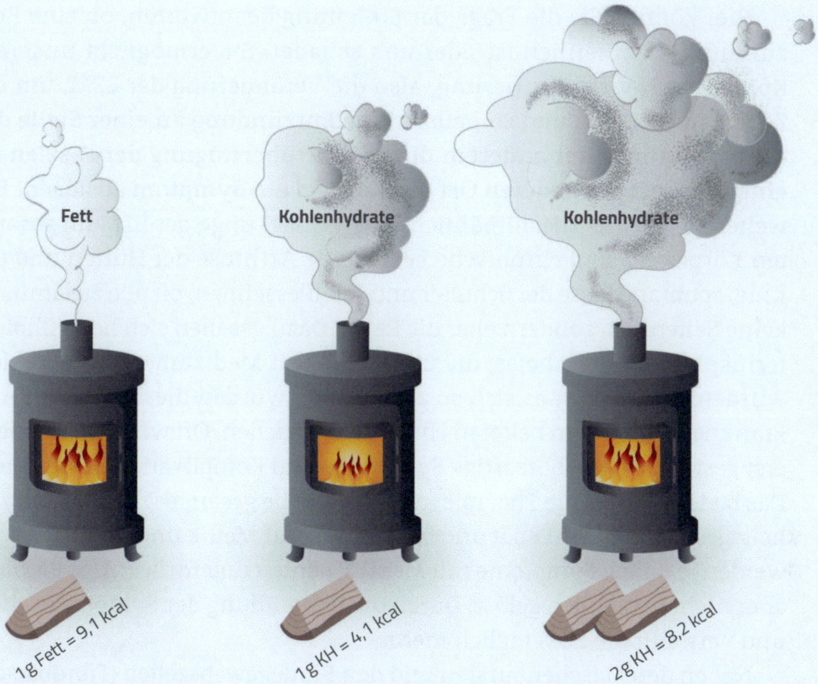
Fett
Kohlenhydrate
Kohlenhydrate
1g Fett = 9,1 kcal
1g KH = 4,1 kcal
2g KH = 8,2 kcal

Abbildung 7: Stoffwechselabfälle aus Kohlenhydraten und Fett

Blutvolumen in diesem entzündeten Bereich und dadurch gelingt auch der Transport von neuen Nährstoffen für die Zelle.

Die EZM wird durch die Fibroblasten neu gebildet, um doch noch das Überleben der Zelle zu ermöglichen. **Die Zelle initiiert also in einer solchen Notfallsituation einen entzündlichen Aufräummechanismus.** Gelingt es ihr jedoch nicht, die EZM wieder lebensdienlich zu gestalten, so führt dies unweigerlich zum Zelluntergang. Die Zelle erkennt, dass sie nicht mehr überleben kann und schaltet in einen Selbstmordmodus, man nennt dies Apoptose. Dies ist der Zustand der Degeneration, wenn also mehr Zellen untergehen als neue hinzukommen. Am Ende steht also der vermehrte Zelltod, am Anfang jedoch die Verschlackung der EZM.

Muskelverspannungen entstehen nach einem ähnlichen Prinzip

Gelangt keine Energie in Form von Glucose (Zucker) in die Zelle, weil die EZM verstopft ist, kann der Muskel nicht an Spannung verlieren. Energie hat nämlich eine Weichmacherfunktion. Viele meinen, dass Muskelverspannungen oder Krämpfe durch Magnesiummangel entstehen. Nicht im Fokus ist aber häufig ein Energiemangel.

Hier können Sie die Frage der Einleitung beantworten, ob eine Entzündung uns dienlich ist oder uns schadet. Sie ermöglicht unserem Körper die Neustrukturierung, also die Veränderung der EZM, um die Zellen zu schützen und zu heilen. **Eine Entzündung an einer Stelle des Körpers kann unter anderem durch Kraftübertragung der Faszien an einem beliebigen anderen Ort des Körpers ein Symptom auslösen.** Ein weiterer Grund ist die allmähliche »Verschlackung« der EZM im gesamten Körper. So sind chronische Leiden wie Arthrose der Hüften und der Knie, spontane Risse der Schulter und Achillessehnen, oft alle zusammen, keine Seltenheit, sondern eher die Regel. Dazu gesellen sich hohe Cholesterinspiegel und Diabetes, die über Jahre mit Medikamenten therapiert wurden, auch wenn es sich so anfühlt, als würden diese Zivilisationskrankheiten aus dem heiteren Himmel auftauchen. Oft wird die Diagnose erst gestellt, wenn »blitzartig« Symptome und Komplikationen auftreten. Das bedeutet, dass die Therapie in Bezug auf die gesamte Dauer des Krankheitsgeschehens sehr spät und beschränkt auf Medikamente beginnt. Es werden lediglich Symptome mit Medikamenten unterdrückt, das Problem aber nicht ursächlich gelöst. Durch die Behandlung der Symptome altert und vermüllt die EZM täglich mehr.

Neben den Flaschenbürsten und den Bindegewebszellen (Fibroblasten etc.) sind es die Zellen selbst, die einen wesentlichen Bestandteil des Inhaltes der EZM darstellen. Bekommt die Zelle genügend Energie, dann ist das der Schlüssel zur Gesundheit. Ein altes chinesisches Sprichwort sagt:

»Der Schmerz ist der Schrei des Gewebes nach Energie.«

Alle Leistungen, die wir als Menschen vollbringen, sind letztlich immer Leistungen von Zellen. Jede Zelle braucht stetig neue Energie, um ihre Zellfunktion zu erfüllen und um ihre Strukturen zu reparieren. Besteht ein Energiemangel, so schränkt die Zelle zunächst ihre Funktion ein. Das spürt man sofort, da in einer Energiemangelsituation zum Beispiel das Denken und Bewegen schwerfällt. Die Zelle rettet sich selbst, indem sie Energie spart. Ihr Überlebensprinzip lautet »Keine Aktivität nach außen, dafür Erhalt im Inneren«. Aber von was für einer Energie sprechen wir hier eigentlich?

2.8 DIE ZELLENERGIE IST DIE LEBENSENERGIE

Der entscheidende Energieträger ist die chemische Verbindung, die man ATP (Adenosintriphosphat) nennt. Alle anfallenden Arbeiten werden mit der universellen Energie ATP bewerkstelligt. Haben Sie einen Mangel an ATP, merken Sie das z. B. an Muskelverhärtungen oder Krämpfen. ATP wird durch unsere Kraftwerke (Mitochondrien) in den Zellen produziert. In diesen Kraftwerken werden Kohlenhydrate (z. B. Glucose), Fette und Eiweiße mit Hilfe von Sauerstoff »verbrannt« und ATP produziert. **ATP können wir nicht von außen zuführen, wir müssen es immer selbst in unseren Zellen herstellen.** In der Urzeit gab es keinen Sauerstoff und so mussten die Einzeller damals über die »Milchsäurevergärung« von Glucose Energie produzieren. Bei diesem chemischen Vorgang handelt es sich um eine Vergärung des Zuckerbausteins Glucose zu Milchsäure, mit dem Resultat, dass aus einem Molekül Glucose nur zwei Moleküle ATP produziert wurden. Durch die zunehmende Fotosynthese der Pflanzen stieg der Sauerstoffgehalt der Erde über Millionen von Jahren immer mehr und ermöglichte die Entwicklung der »Sauerstoffverbrennung«. Durch die Verbrennung eines Moleküls Glucose mit Sauerstoff werden 38 Moleküle ATP gebildet. Man nennt diese Verbrennung auch Citratzyklus (Citronensäurezyklus). Dieser Citratzyklus liefert um ein Vielfaches mehr an Energie als die Milchsäurevergärung. Dies ermöglichte ein Vielfaches an Leistungsfähigkeit, aber dadurch auch eine erhöhte Störanfälligkeit bei einem Sauerstoffmangel. Das merkt man, wenn man z. B. einen Berg hinaufsteigt und die Luft immer dünner wird oder bei zunehmender sportlicher Belastung.

Bereits bei geringem Sauerstoffmangel sinkt unsere Leistungsfähigkeit enorm ab und führt rasch zu einer »Energiekrise«.

In diesen Krisensituationen kann der Organismus noch auf den alten Urzeitstoffwechsel zurückgreifen, um ATP zu produzieren, »die Milchsäurevergärung«. Das führt aber dazu, dass die betroffene Zelle einen gewaltigen Abfall (ca. 90 Prozent) hinnehmen muss. Die Produktion von Milchsäure wird in den betroffenen Zellen hochgefahren und die Säure in die extrazelluläre Matrix entlassen. Dort kommt es zu einer lokalen Übersäuerung, die wiederum mit der Zeit eine Entzündung auf den Weg bringt. Schafft es die Zelle über ihren Reparaturvorgang (der Entzündung) nicht, ihren Lebensraum überlebensdienlich zu gestalten, so schaltet sie in die Apoptose (Selbstmord).

Die Extrazellularsubstanz ist normalerweise sehr gut durchgängig – man nennt dies auch einen solartigen Zustand. Die lokale Übersäuerung führt allerdings dazu, dass die Durchgängigkeit eingeschränkt wird – ein gelartiger Zustand. Dieser gelartige Zustand verhindert eine durchgängige Versorgung durch Nährstoffe aus den Arterien sowie eine einwandfreie Entsorgung durch Lymphen und Venen. **Bildhaft: Sol = Wasser ist besser durchgängig als Gel (Konsistenz wie Butter).**

Dieser gelartige Zustand verschlechtert die elastischen Eigenschaften des Faszien-Systems. Dies geschieht unter anderem, weil ein Blutgerinnungsfaktor (Fibrinogen) in der extrazellulären Matrix vorliegt. Ist nun der Ablauf gestört, kann sich das Fibrinogen anreichern und zu Fibrin umwandeln, das als körpereigener Klebstoff die Faszien-Strukturen fest miteinander »verklebt«. Des Weiteren liegen zahlreiche Schmerzfasern in der EZM, die durch diesen gelartigen Zustand befeuert werden. Dies führt in der Folge zu mehr Druckempfindlichkeit des Gewebes. Also kümmern wir uns um die EZM. Dafür müssen wir wissen, was diese »vermüllt«, »verstopft« und »verschlackt«.

2.9 VERMÜLLUNG UND »VERSCHLACKUNG« DES KÖRPERS

Eine verdichtete – gelartige und damit schlecht durchgängige extrazelluläre Matrix führt zur Verminderung der Versorgung der Zellen mit Sauerstoff und Nährstoffen (siehe Abb. 8). Zur gelartigen Verdichtung kann eine erhöhte Anforderung an Muskelzellen führen, zum Beispiel beim Sport. Ein weiterer Grund ist der aufrechte Stand mit der horizontalen Ausrichtung der Augen. Eine Abweichung dieser horizontalen Ausrichtung der Augen würde unter anderem zu Schwindel und Kopfschmerzen führen. Die Körperstatik kann durch Verletzungen, Operationsnarben, Traumen und Blockaden in einem biomechanischen Ungleichgewicht stehen und die Muskulatur zur dauerhaften Kompensation durch Anspannung anregen.

So kann eine Blinddarmnarbe im Bauchbereich zu einer »Zugbelastung« der umliegenden Körperstrukturen und Faszien in Richtung der Narbe führen.

Extrazelluläre Matrix (EZM) gelartiger Zustand

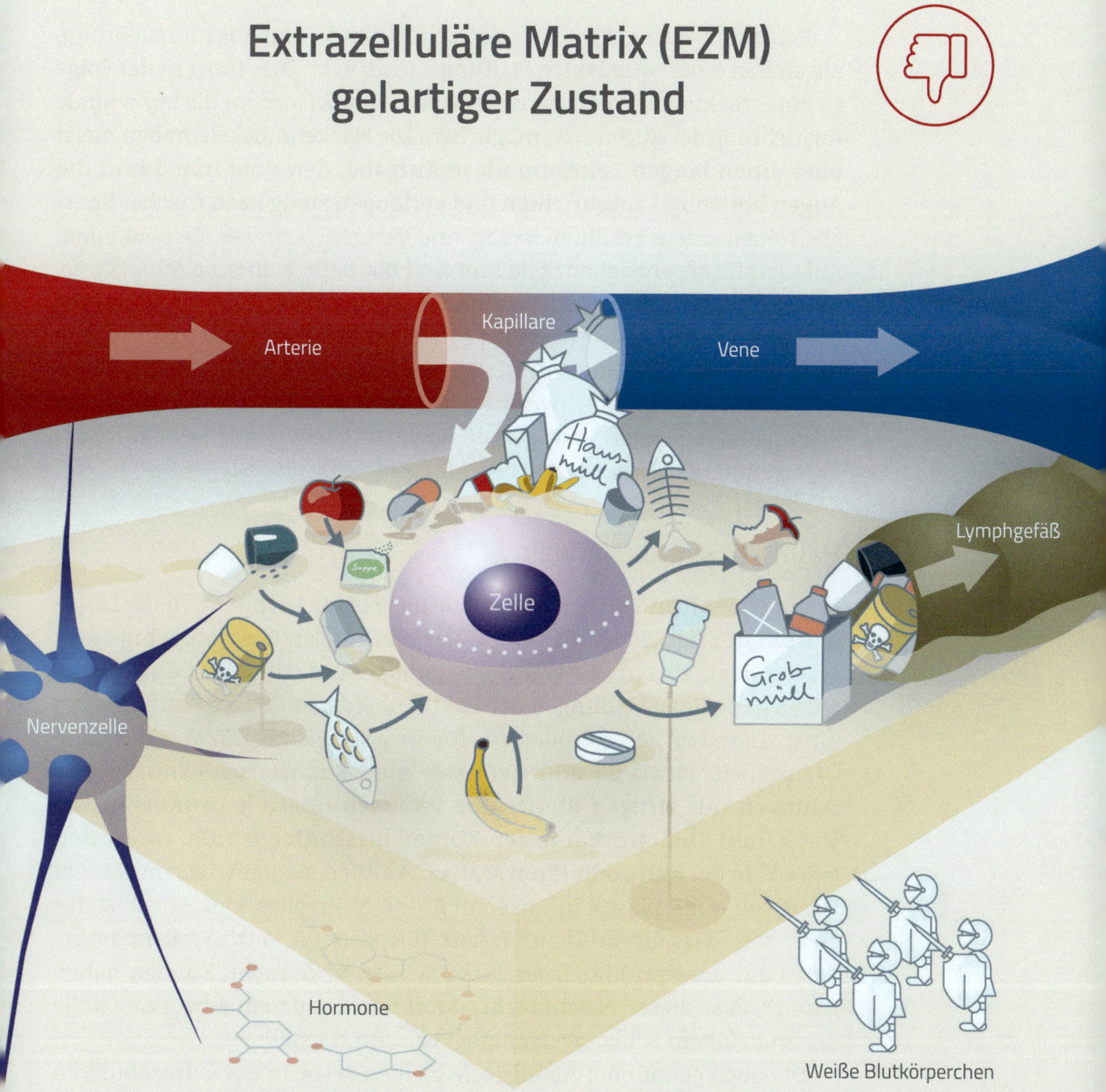

Abbildung 8: Gelartiger Zustand der EZM
Der gelartige Zustand der EZM führt zu einer verlangsamten Transportkapazität, unter anderem durch Rückstau des Abfalles auf Grund mangelnder Drainage der Venen- und Lymphgefäße. Der gelartige Zustand ist vorstellbar wie ein Butterblock. Dieser wird hier als quadratische dunkelgelbliche Struktur dargestellt.

Betroffene entwickeln eine Art Schon- und Kompensationshaltung, die sich in einer »gebückten Haltung« ausdrückt. Dies führt in der Folge zu einer reaktiven Streckung des Nackens, um wiederum die horizontale Ausrichtung der Augen zu ermöglichen. **Die Nackenmuskeln haben meist über einen langen Zeitraum diese Aufgabe, den Kopf und damit die Augen horizontal auszurichten und verlangen stetig nach frischer Energie.** Neben einem erhöhten Bedarf und Verbrauch sind es aber vor allem Abfallstoffe die entstehen. Relevant sind hierbei z. B. interne Abfallstoffe, wie Stoffwechselrückstände, Harnsäure, Ammoniak, CO2, Entzündungsfaktoren, die aus dem Körper selbst entstehen. Des Weiteren können externe Abfallstoffe aus der Umwelt, wie Pestizide (Glyphosat), Herbizide, Medikamente, Farbstoffe, Schwermetalle, Aromastoffe z. B. durch falsche Ernährung (zu sauer), mangelnde Bewegung, einseitige Bewegung die extrazelluläre Matrix negativ beeinflussen.

Häufig zu spätes Handeln

Leider wird oft zu spät gehandelt, wie das Thema Glyphosat in der Landwirtschaft zeigt. Es wurde trotz vieler Warnungen über Jahrzehnte eingesetzt. Erst, als ein Fall von Krebs publik wurde und vor Gericht kam, wurden die Entscheidungen der Politik überdacht. Dieses Pestizid wirkt unter anderem negativ über die für uns so wichtige EZM auf unsere Gesundheit. **Pestizide und Herbizide sind Pflanzenschutzmittel und schützen mit giftigen Stoffen die Pflanzen. Diese konsumieren wir stetig mit! Und wo kann der Körper diese Abfallstoffe am besten lagern? In der extrazellulären Matrix.** Ähnlich medienwirksam war der Fund von Mikroplastik in unserem Stuhl. Mikroplastik im Stuhl ist das eine, aber dass ein Stoff aus Plastik (Bisphinol A, auch Weichmacher-Stoff) auf unseren Körper einwirkt, wissen viele nicht. Studien haben gezeigt, dass dieser Weichmacher-Stoff unter anderem eine große Rolle bei unerfülltem Schwangerschaftswunsch[43] darstellt.

Die oben genannten Abfallstoffe bleiben gerne in der extrazellulären Matrix hängen. Und das sollen sie auch! Sie hat eine hohe Bindungseigenschaft für solche »Gifte«. Bereits im Jahr 1982 hat die Weltgesundheitsorganisation (WHO) darauf hingewiesen, dass es vor allem Substanzen aus der Umwelt sind, die in unseren Körper gelangen und gesundheitsschädigend wirken. Damals hieß es, dass circa 80 Prozent aller chronischen Erkrankungen durch Umweltgifte verursacht werden oder wesentliche Co-Faktoren bei der Entstehung sind.

Die Natur hat es so eingerichtet, dass die große Mülldeponie des Körpers zum Schutz der Zellen außerhalb der Zellen, also in der extrazellulären Matrix liegt und nicht im Inneren der Zellen selbst.

Alle diese Belastungen müssen in irgendeiner Form ausgeschieden werden. Ohne diesen permanenten Vorgang der Selbstreinigung wäre der menschliche Organismus nicht lange überlebensfähig.

Nehmen wir an, Sie nehmen jeden Tag nur zwei bis drei Gramm solcher belastenden Substanzen von extern oder intern in die extrazelluläre Matrix auf. In einem Jahr werden sich so circa 1 Kg »Schlacken« und in 10 Jahren 10 Kg »Schlacken« anhäufen. Wenn die extrazelluläre Matrix diese nicht »entschlacken« würde, wären mit zunehmender Dauer mehr Abfallstoffe als gesunde Zellen da, was bedeuten würde, dass der Mensch auf Dauer nicht lebensfähig wäre. **Vermüllt die extrazelluläre Matrix mit zunehmender Dauer, dann wird diese Umgebung »sauer«.** Ständig latent sauer führt über kurz oder lang zum Tod. Das kennen Sie von Teichen und Seen, die keinen Zu- und Abfluss mehr haben. Eine saure Zellumgebung ist starr und unbeweglich. So geht die Elastizität des Bindegewebes, die ein wesentlicher Bestandteil der Faszien und damit der extrazellulären Matrix sind, verloren und kann so zu Muskel- und Spannungsschmerz und in der Folge zu muskel-initiierten Körperfehlstellungen führen.

Wenn man von Übersäuerung redet, dann fällt zwangsläufig auch der Begriff PH-Wert. Der PH-Wert gibt an, wie sauer oder basisch etwas ist. Je höher der PH-Wert, desto basischer ist etwas, je tiefer desto saurer. Ist die Umgebung sauer, so kann die gesunde Zelle nicht oder nur eingeschränkt versorgt werden. Bei Krebs sieht es genauso aus. Dr. Otto Warburg erhielt 1931 den Nobelpreis für seine bahnbrechenden Erkenntnisse in der Krebsforschung.

»Keine Krankheit kann in einem basischen Milieu existieren – nicht einmal Krebs.«

Der Körper verfügt nicht nur über einen PH-Wert, vielmehr hat jedes Gewebe seinen eigenen physiologischen PH-Wert. So muss der PH-Wert im Blut anders sein als im Magen oder im Urin. Dieser Wert unterliegt einigen Schwankungen und Rhythmen. Der bekannteste ist wohl der Biorhythmus, über den wir später mehr erfahren werden.

KAPITEL

3 GRUNDREGULATION DER EZM

Durch den Zusammenschluss der Zellen wurde die Situation immer komplexer. Bei 80 Billionen Zellen müssen diese koordiniert funktionieren. Dafür müssen die Ver- und Entsorgung, der Anschluss an das Gehirn und die Organisation der Abwehr gegen Eindringlinge ununterbrochen geregelt werden.

Funktioniert diese grundlegende Regulation im Organismus nicht, so sterben die Zellen. Geschieht das, so stirbt auch der Zellhaufen, also der gesamte Organismus. Das bedeutet, unsere innere Umwelt, also die EZM ist zeitlebens die entscheidende Regelgröße für das Überleben unserer Zellen und damit auch für unsere Gesundheit.

Heutzutage beobachtet man eine immer größere Differenzierung des Therapieangebotes, aber scheinbar niemand interessiert es wie unser Organismus dies mühelos jahrelang selber geschafft hat und nun nicht mehr. **Diese Grundregulation der Selbstheilung scheint aus dem Ruder gelaufen zu sein.** Doch welche sind die Grundsäulen der Selbstregulation bzw. was braucht die Zelle, um eine optimale Arbeitsweise sicherzustellen?

Die vier Grundsäulen sind:

- Das vegetative Nervensystem
- Das Immunsystem
- Das Hormonsystem
- Das Herz-Kreislauf-(Muskel-)System

Dieses System der Grundregulation durchzieht den gesamten Extrazellularraum und ist für das Überleben und die Entwicklung elementar. Es ist zuständig für Abwehr, Ernährung und Information. Dies bedeutet, dass nicht nur über Hormone und Nerven Nachrichten übermittelt werden, vielmehr besitzt das Grundsystem die Fähigkeit zu einer eigenständigen Informationsleitung und -speicherung[44]. Das bedeutet, dass alleine ein defektes oder negativ beeinflusstes Grundsystem verantwortlich für gesundheitliche Probleme sein kann. Am deutlichsten ist das bei Schmerzen morgens nach dem Aufstehen, die nach ein paar Minuten und ein wenig Bewegung verschwinden.

Oft hört man, dass sich jemand erst mal »einschmieren« oder auf »Betriebstemperatur kommen« muss.

Man könnte vermuten, dass in der Nacht Reparationsprozesse ablaufen und morgens keine Schmerzen auftreten sollten. Was ist also der Grund für diese morgendliche Steife und Unbeweglichkeit? In der Nacht fährt der Stoffwechsel herunter, sodass es zu einer Verminderung des Ausflusses der »Schlacken«, die sich über den Tag angesammelt haben, kommt. Diese verbleiben in der Nacht in der extrazellulären Matrix und führen so zu »Verklebungen«, die sich in Folge als Muskelverspannungen etc. zeigen. Durch etwas Bewegung wird der Stoffwechsel wieder gesteigert und der Abfluss wird beschleunigt. **Cellulite ist ebenfalls ein Problem der EZM.** Deswegen gibt es in den meisten Fitnessstudios Rüttel-, Rollmassage- und Vibrationsgeräte. Diese sollen die EZM mechanisch stimulieren und so zum Ausfluss der Schadstoffe führen. Warum dieser Zustand auftritt und wie er ursächlich zu beseitigen ist, werden Sie erfahren. Vorab lässt sich sagen, dass die Osteopathie hier erfolgreich Hilfe leisten kann.

Unzweifelhaft braucht dieses komplex geregelte System eine zentrale Informationsverarbeitung in Form einer Schaltstelle. Diese Aufgabe fällt unserem Gehirn zu. Hier laufen alle Informationen über den Zustand der EZM zusammen und werden ausgewertet; wenn nötig, greift das Gehirn ein. Es hat also eine Schlüsselrolle. Seine Aufgabe ist es, nach schädlichen Einwirkungen durch die Selbstregulation die Abläufe im Organismus wieder zur Norm zurück zu führen.

3.1 DAS VEGETATIVE NERVENSYSTEM – DER CHEF

Das menschliche Nervensystem ist wohl mit das komplexeste Organsystem, das sich bisher in der Evolution dieser Erde entwickelt hat. Seine Aufgabe besteht darin, Erfordernisse der eigenen Umwelt zu registrieren, deren Veränderung zu erkennen und sinnvoll (um das eigene Überleben zu sichern) darauf zu reagieren.

Wir besitzen nicht nur ein Nervensystem, sondern sind mit zwei komplett verschiedenen Nervensystemen ausgestattet.

Wenn Sie etwas essen wollen, dann haben Sie die freie Entscheidungsmöglichkeit, den Löffel ganz gezielt zum Mund zu führen oder eben nicht. Diese Fähigkeit können wir dem willkürlichen Nervensystem zuordnen. Was dann allerdings mit der Nahrung im Körper passiert, ist unterbewusst und unserer Kontrolle entzogen. Es kommt zur Umverteilung des Blutes von Muskulatur, Herz, Lunge etc. in Richtung der Verdauungsorgane, die Sie nicht steuern können. Dies ist die Aufgabe des vegetativen Nervensystems.
Dieses unwillkürliche Nervensystem wird unterteilt in ein aktivierendes System – den Sympathikus und ein beruhigendes System – den Parasympathikus. Diese steuern unbewusst alle Organtätigkeiten.

Symbiose zweier Systeme

Unser Vorfahre wird von einem Säbelzahntiger überrascht

Nun gibt es für diese Extremsituation zwei Möglichkeiten: Entweder er kämpft oder er flieht. In beiden Fällen greift der Säbelzahntiger-Schutz-Reflex: der Körper muss extrem schnell mit Energie versorgt werden. Das ist die Aufgabe des Sympathikus, der die Herzfrequenz und den Blutdruck erhöht sowie die Atmung beschleunigt, so dass mehr Sauerstoff zu den Muskeln gelangt. Schafft er es nicht zu entkommen, dann endet die Geschichte hier.

Hat er den Säbelzahntiger besiegt oder ist erfolgreich geflohen, kann er sich anschließend ausruhen. In diesem Fall wird dann der Parasympathikus aktiv und sorgt dafür, dass der Körper sich entspannen und regenerieren kann. Während die Stressachse des Sympathikus in einer Stresssituation aktiv ist, kommt es zu einer Umverteilung von Energie

(Glucose), Blut und Nervenaktivität zu den wichtigen Fluchtorganen (Herz, Lunge, Blutdruck, Muskulatur) und einer Minderversorgung von Verdauung und Sexualorganen. Diese sind in dieser aktuellen Stresssituation irrelevant und stören bei der Verteidigung und Flucht.

Auch heute greifen die gleichen Mechanismen unseres Nervensystems reflexartig!

Der Unterschied ist: Es ist nicht mehr der Säbelzahntiger, der uns in Stresssituationen versetzt. Heute steigt unser Stresslevel aufgrund des »modernen Lebens«, in welchem wir ebenfalls auf der Flucht leben, z. B. in Form von Schulden, nicht aufgearbeiteten Emotionen, Zukunftsängsten, Mobbing usw.[45]. **Diese Belastungen entsprechen denen eines Säbelzahntigerrudels.**

Auf diese Gefahren können wir nicht mit Kampf oder Flucht reagieren. Daher stauen wir stattdessen die zur Gefahrenabwehr mobilisierten Energien in uns auf. Stress entsteht nicht mehr nur durch Zeitdruck im Beruf und ist damit eine Frage von effektivem Zeitmanagement oder Arbeitsmethoden, sondern entsteht in immer mehr Lebensbereichen – auch und vor allem in der Freizeit. Führende Wissenschaftler wie Prof. Hartmut Rosa von der Universität Jena sind der Ansicht,

> *»dass viele Menschen mittlerweile sogar schlichtweg (oft unterbewusst) Angst haben, in der Gesellschaft den Anschluss zu verlieren.«*

Es geht nicht mehr nur um Wohlstand und das Erreichen materieller Ziele oder Karriereziele, sondern darum, nicht abgehängt zu werden. Keine Information zu verpassen, immer erreichbar zu sein, immer online, immer informiert, immer da zu sein. Es gibt Menschen, die sprinten zur U–Bahn, die alle drei Minuten fährt. Haben einen Wutanfall, wenn das Auto vor ihnen nicht sofort bei Grün losfährt. Haben einen Hass auf alte Damen, die an der Kasse 20 Sekunden nach passenden Münzen suchen. Diese Menschen surfen dann aber abends drei Stunden im Internet. **Wenn die angesammelte Energie, die früher in Flucht oder Kampf investiert wurde, nun immer weiter hochkocht, ohne dass es einen psychischen, physischen oder emotionalen Ausgleich gibt, ist der Zusammenbruch dieses Systems vorhersehbar.**

Diese Leistungs- und Stressgesellschaft führt sogar dazu, dass leistungsfördernde Drogen wie Kokain längst alle sozialen Schichten durchdrungen haben. Euphorie, Wachheit, Leistungsfähigkeit – die Wirkung passt gut in eine Gesellschaft, in der Müdigkeit und Leistungsverlust als soziale Schwäche angesehen werden.

Ein weiterer Auslöser für die Aktivierung der Stressachse ist die Gefahrenmeldung über einen unserer neun Sinne[46]. Die fünf bekannten Sinne Tasten, Sehen, Hören, Riechen und Schmecken nehmen Signale außerhalb des Körpers wahr. Als sechster Sinn wird das Immunsystem bezeichnet, das Bedrohungen durch Viren und Bakterien im Innern des Körpers lokalisieren kann[47].

Das innere (interozeptive) System, das gefährliche Veränderungen im Innern des Körpers registriert (z. B. bei steigendem Blutdruck), wird als siebter Sinn bezeichnet[48]. Auch Emotionen wie Angst und negative Gedanken können die Stressachse aktivieren und werden als achter und neunter Sinn bezeichnet[49]. Neueste Studien zeigen, dass der Sympathikus die Bandscheibe infiltriert und somit durch eine gesteigerte Aktivität Einfluss auf die Beschaffenheit der Bandscheibe nehmen und diese negativ verändern kann[50,51].

3.2 DIE LAGE UND UNTRENNBARKEIT DES NERVENSYSTEMS

Die Zentrale des vegetativen Nervensystems befindet sich im Gehirn. Von dort ziehen die vegetativen Nervenfasern zum Rückenmark und treten dort rechts und links als Spinalnerv durch eine Öffnung (Foramen) an der Wirbelsäule heraus. Nach dem Austritt aus der Wirbelsäule teilt sich dieser Spinalnerv in einen peripheren Nerv – der zu den Extremitäten führt – und in das vegetative Nervensystem (siehe Abb. 9).

Der Sympathikus als Teil des vegetativen Nervensystems verläuft in Form einer parallelen Struktur – dem Grenzstrang parallel zur Wirbelsäule auf der Vorderseite der Rippenköpfchengelenke. Er erstreckt sich von den ersten Brustwirbeln bis zum zweiten Lendenwirbel (siehe Abbildung).

Der Parasympathikus läuft als funktionaler Gegenspieler ober- und unterhalb des gesamten Sympathikus-Verlaufs, wie auf dem Bild zu erkennen. Der Parasympathikus besitzt Kerngebiete, die direkt aus dem Gehirn kommen. Im oberen Teil versorgen diese (unter anderem als Nervus vagus = Vagus) insbesondere fast alle Organe bis zur Mitte des Bauches. Der restliche Teil des Parasympathikus kommt aus dem Sakrum. Das ist ein Teil des Beckens und dort der zentrale Drehpunkt für die menschliche Bewegung. Wenn hier oder an der Wirbelsäule biomechanische Fehlstellungen oder Blockaden bestehen, kann das zu Problemen auch an weit entfernten Orten im Körper führen.

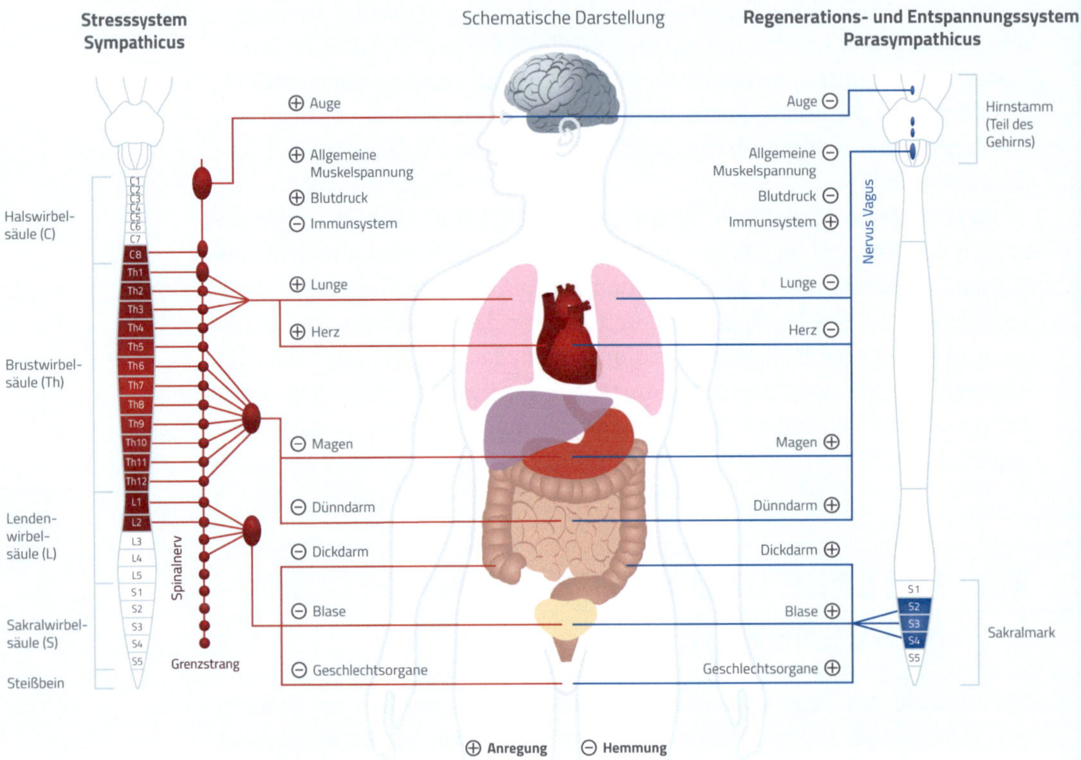

Abbildung 9: Vegetatives Nervensystem

Sympathikus und Parasympathikus

In der Medizin werden Sympathikus und Parasympathikus oft als Gegenspieler bezeichnet. Besser trifft die Bezeichnung Mitspieler, da sie miteinander spielen und arbeiten [52]. Mit diesen Informationen enden fast alle Abhandlungen über den Sympathikus und den Parasympathikus. Doch hier fehlen einige entscheidende Informationen. **Bis heute wird in der medizinischen Fachwelt kaum beachtet, dass fast die Hälfte aller vegetativen Fasern nicht zu Organen führt, sondern in der extrazellulären Matrix endet.** Ihre Enden liegen quasi blind im Zellzwischenraum. Das ist auf keinen Übersichtsdarstellungen des vegetativen Nervensystems zu sehen.

Hier werden entscheidende Funktionen übergangen: einerseits die Regulation der extrazellulären Matrix durch das vegetative Nervensystem und andererseits die Untrennbarkeit des Nervensystems.

Die vegetative Regulation

Die vegetativen Nervenenden, die »blind« in der EZM liegen, haben die Aufgabe der Reizaufnahme. Sie prüfen den Zustand der EZM und melden ihn an das Gehirn, wo entsprechend bewertet wird. Ist die EZM zu sauer, greift das Gehirn entsprechend regulativ ein, indem es entsprechende Botenstoffe in die EZM ausschüttet. Dabei handelt es sich beim Sympathikus um Noradrenalin und im Parasympathikus um Acetylcholin. Beide haben die Fähigkeit, die innere Umwelt – die EZM – so zu verändern, wie es gerade notwendig ist. Sie steuern ebenfalls den Zellstoffwechsel. Er wird über eine verbrauchende, abbauende (katabole) und über den Parasympathikus in eine erholende, aufbauende (anabole) Richtung verschoben. **Die regelmäßige Abwechslung dieser beiden Aktivitäten ist wichtig für unsere Gesundheit.** Wir können nicht ständig verbrauchen und abbauen, wir müssen auch aufbauen und regenerieren. Diese Balance ist bei den meisten Menschen stark Richtung Sympathikus verschoben. Diese Mehrbelastung des Sympathikus ist nicht nur an einer Stelle am Körper zu finden, sondern wirkt in seiner Gesamtheit.

Leichentests zeigten am größten und dicksten Nerv des Menschen, dem Nervus Ischiadicus (= Ischiasnerv), dass er sich bei Anhebung des gestreckten Beines bis zu sechs cm bewegte[53]. Bei dieser Anhebung zeigt sich ebenfalls eine Spannungserhöhung des Kopfes in Richtung Nacken. Diese Zusammenhänge sind nur erklärbar, wenn das Nervensystem als ein in sich gesamthaft bewegendes System betrachtet und anerkannt wird. David Butler, ein Therapeut, den in der Physiotherapie fast jeder kennt und der sich auf die Nervenmobilisation spezialisiert hat, beschreibt, dass eine mechanische Veränderung in nur einem Teilabschnitt des Nervensystems zu einer Spannungsveränderung des gesamten Nervensystems führen kann. **Wird dann ein Teilabschnitt des Nervensystems durch andere Strukturen seiner Umgebung in Beweglichkeit und Gleitfähigkeit eingeengt, kann es zu Symptomen kommen.**

Ein häufiges Symptom ist die Einengung des Sympathikus durch Rippenfehlstellungen und Blockaden oder der Ischias-Schmerz ohne Bandscheibenvorfall. Hier scheinen Strukturen wie z. B. der Muskel Piriformis oder eine veränderte Beckenstellung dazu beizutragen, dass dieser Nerv alle Aufmerksamkeit auf sich zieht. Sie wissen ja nun, dass Symptome gerne über Schmerzen die ganze Aufmerksamkeit auf sich ziehen. Lassen Sie sich nicht ablenken, denn im zweiten Teil von »Das Symptom ist ein Lügner« mit dem Titel »Psyche und Bewegung – Fundamentale Wirkung auf den Körper« erfahren Sie mehr zu Entstehung von sogenannten Impingements (Einengung von Nervensträngen). Extreme Auswirkungen auf die Beweglichkeit können z. B. bei einer Meningitis (= Hirnhautentzündung) beobachtet werden. Das ganze Nervensystem arbeitet und beeinflusst sich stets gegenseitig. Jemand, der an einer Meningitis leidet, kann weder einen Katzenbuckel machen, sich normal die Schuhe anziehen, noch den Kopf nach vorne neigen. Bei dieser akuten Krankheit ist ein starker Beweglichkeitsmangel im ganzen Körper sichtbar, der den Ursprung und die Ausbreitung in der lokal begrenzten Entzündung der Hirnhäute (Dura Mater) und damit einer Störung des Nervensystems hat. Diese Hirnhaut hat ihre Aufgabe in einer Schutzfunktion und liegt um das ganze zentrale Nervensystem.

Eine gewisse Einschränkung der Bewegungsfähigkeit des Nervensystems ist auch bei Wirbelblockaden, verschobener Statik und chronischen Erkrankungen zu sehen. Das weiß jeder gute Physiotherapeut. In der Physiotherapie nutzt man spezielle Nervendehntests, um eine Idee zu bekommen, wo die Engstelle, man nennt das ein Impingement, sein könnte. So kommt es nach Supinationstraumen (Umknicken) häufiger zu Nervus Ischiadicus Dehnungen, die in der Folge zur Minderbeweglichkeit und biomechanischer Fehlstellung des Beckens führen können, was Schmerzen verursachen kann. Ob nun die Statik das Problem ist, die dann zu einer Einschränkung des Nervensystems führt oder andersherum muss bei jedem individuell untersucht werden.

Ich hatte einen jungen Patienten, der eine Schlüsselbein-Fraktur hatte.

Der große Zeh

Er wurde operativ versorgt und bekam kurze Zeit später neurologische Ausfallerscheinungen am großen Zeh. Der Patient konnte den Zeh nicht mehr abheben. So verrückt es klingen mag, konnten die Ärzte und das MRT keine korrelierende Ursache, zum Beispiel einen Bandscheibenvorfall, finden. Ich behandelte das Schlüsselbein mit den dazu gehörigen neurovaskulären Anteilen (Arterien, Nerven, Venen), die direkt hinter dem Schlüsselbein verlaufen und letztendlich verschwand die Großzehen-Lähmung.

Eine chronische Entzündung oder ein traumatisches Ereignis wie z. B. ein Sturz aus geringer Höhe, ein Schleudertrauma, eine Narbe, Zahnfleischbluten, Veränderung des PH-Wertes, psychischer Stress oder eine Viruserkrankung ungeachtet ihrer Ausprägung, sind in der Lage, eine krankhafte Fehlinformation über die EZM in unser vegetatives Nervensystem einzuspeisen. Vor allem Narben, die unter anderem bei Wetterwechsel reagieren und spürbar werden, sind höchst verdächtig, ein Störfeld zu sein.

Dieser Teil unseres Nervensystems ist wie bereits erwähnt für die Steuerung unserer inneren Organe bzw. der Lebenstätigkeit insgesamt verantwortlich. Prinzipiell kann jede durchlaufene Erkrankung einen solchen Erstschlag darstellen und zu einem Störfeld werden, wenn sie nicht ausgeheilt ist.

Erstschläge sind traumatische Ereignisse, die noch keine Symptome auslösen, aber später einen großen Teil zur Entstehung von Problemen, Symptomen und zur Ursachenfindung beitragen können.

Direkte Auswirkungen sind ggf. anfangs nicht zu spüren. Ähnlich wie ein Fass, das langsam vollläuft (Erstschlag) und irgendwann zum Überlaufen (Zweitschlag) gebracht wird. Wenn Sie z. B. einen Autounfall mit Schleudertrauma hatten, so kann ein erneutes Einsteigen ins Auto eine ähnliche unbewusste Stressreaktion wie erhöhter Puls, Schwitzen und Angst auslösen wie sie während des Unfalls herrschte und sich im Verhalten (z. B. unbewusste Vermeidung) zeigen. Niemand steigt ins Auto ein und entscheidet sich bewusst, Angst zu bekommen.

Die Angst ist einfach da

Dazu können körperliche Reaktionen wie Schutz- oder Schonhaltung bestehen bleiben. Man könnte dies als Störfeld im Sympathikus bezeichnen.

Tierexperimente nach Ricker zeigten als wichtigste Eigenschaft des vegetativen Nervensystems die Engrammierbarkeit (= Gedächtniseigenschaft des Nervensystems)[54]. Das bedeutet, dass auch eine weit zurückliegende Reizung des Sympathikus durch einen Erstschlag offensichtlich gespeichert wird.

Das Fatale daran ist, das dann auch eine normal ausgeführte Gefäß-Regulation bereits Schmerzen auslösen kann. Das ist möglich, da der Reiz, welcher zur Entstehung eines Problems der Zelle führt, nicht an der Zelle selbst entsteht, sondern im Nervensystem, dem Sympathikus[54], der die Zelle versorgt. Dabei spielt es keine Rolle, ob dieser Reiz chemischer (PH Wert-Verschiebung), physikalischer (mechanisch, Druck, Wärme), immunologischer (Bakterien, Viren), psychischer (Stress) oder mikrobieller (Würmer, Pilze) Natur ist. Der Organismus reagiert immer mit dem gleichen, evolutionären Programm – dem Stresssystem. Es beantwortet jeden Reiz quantitativ, nicht qualitativ und kann dadurch alte »Reizungen« reaktivieren. Zusammenfassend lässt sich sagen: Das Stresssystem kann durch verschiedene Faktoren aktiviert werden und dadurch Schmerzen auslösen.[55,56,57].

Speranski, ein experimenteller Pathologe, formulierte es so:

»Krankheit ist Reizbeantwortung des Organismus unter dem führenden Einfluss des Nervensystems[58]*«.*

Er setzte bei breit angelegten Tierversuchen Störfelder. Er bezeichnete diese Entzündungsherde als sogenannten Erstschlag für den Organismus. Dadurch werden insbesondere sympathische Systeme unterschwellig vorbelastet. Durch Zusatzreize (Zweitschlag) konnte er unterschiedliche Erkrankungen auslösen. Er konnte auch zeigen, dass diese Erkrankungen keinerlei anatomischen Regeln folgten. So kann z. B. ein mit Bakterien befallener Zahn zu den verschiedensten Symptomen an einer beliebigen Stelle des Körpers führen. **Das Faszinierendste, auch für Speranski, war das Phänomen, dass gleichartige Reize individuelle Auswirkungen zeigten, je nachdem welche Systeme vorbelastet sind.** Dies trug der Ganzheitlichkeit, Komplexität und Individualität Rechnung, ohne dass es primär gewollt war.

Bei ausgedehnten Experimenten stößt man auf Phänomene, welche zeigen, dass das Nervensystem nur als Ganzheit betrachtet werden kann und dass gleichartige pathologische Veränderungen (z. B. Wintergrippeviren oder Traumata) sowohl im willkürlichen als auch im autonomen vegetativen Teil des Systems individuelle Auswirkungen zeigen, je nachdem, welche Systeme vorbelastet sind[59-64].

Immer mehr Mediziner, vor allem Zahnärzte (da ist das Internet eine gute Quelle) arbeiten sehr erfolgreich mit der Störfeld-Methode. Immer häufiger hört man, dass bakterienbesiedelte Zähne zu unerklärlichen chronischen Schmerzen führen, die auf die meisten Medikamente nicht reagieren, aber durch die Beseitigung des Zahnproblems sofort verschwinden.

Der Sympathikus ist mehr als ein Nervensignalgeber, er ist eine feste Säule in unserem Körper und hilft uns, gesund zu bleiben. Eine zusätzliche Aufgabe besteht darin, die extrazelluläre Matrix zu drainieren. Durch das Aktivieren der Muskelzellen erfolgt bei zwei bis drei Prozent der Muskulatur auch in Ruhe eine ständige Kontraktion, um die extrazelluläre Matrix zu reinigen. Umso verheerender, wenn die Sympathikusfunktion durch mechanische Engstellen oder körperstatische Fehlstellungen irritiert und dadurch in seiner Funktion eingeschränkt ist. Doch dazu später mehr.

Der Sympathikus ist die eine Seite der Medaille

Sie »stresst« uns zwar und verschafft uns damit Energie und Wachheit, sichert aber dadurch unser Überleben. Fällt dieser Stress ab, kommt die andere Seite der Medaille zum Vorschein. Der Parasympathikus und sein bekanntester Stellvertreter – der Vagus Nerv (siehe Abb. 9). Der Vagus Nerv ist ein wahrer Allrounder und stammt direkt aus dem Gehirn. Von da durchquert er die Schädeldecke im hinteren Kopfbereich, läuft am Atlas (erster Halswirbel) und am Hals entlang durch den Brustkorb zum Herzen und weiter im Bauch und in Verdauungsorganen. Er agiert als treibende Kraft im Parasympathikus und übernimmt die leitende Rolle in der Regulierung von Erholung, Regeneration und allen Körperfunktionen, die im entspannten Zustand betrieben werden.

Während am Tag der Sympathikus aktiv ist, so agiert nachts der Parasympathikus.

Gen Abend sollte der Sympathikus herunterfahren und der Parasympathikus hochfahren. Wir alle unterliegen dieser Rhythmik, und unsere Erholungsfähigkeit sowie unsere Regeneration hängen stark von diesem Wechsel im vegetativen Nervensystem ab. Zu Recht wird heute die Ursache vieler Beschwerden und Krankheiten in den chronischen Stresseinflüssen auf den Organismus gesehen. Nur wurde bisher vernachlässigt, dass ein entscheidender Teil des Organismus, in den der Stress ebenfalls einwirkt, die extrazelluläre Matrix ist.

1921 entdeckte der deutsche Physiologe und Nobelpreisträger Otto Loewi, dass die Stimulation des Vagus Nervs sehr interessante Effekte hatte. Der Blutdruck und die Herzfrequenz sanken[65], darüber hinaus verbesserte sich die Verdauung und es kam zu erholsamerem Schlaf. Mittlerweile ist der Vagus Nerv sehr gut erforscht und es gibt etliche Bücher darüber. Viele Forscher und Professoren sehen in ihm sogar die Lösung aller Probleme und die treibende Kraft im Organismus. Er hat ebenfalls wie sein Gegenspieler, der Sympathikus, großen Einfluss auf die Organe und steht in Wechselwirkung zu fast allen anderen Systemen wie dem Immunsystem, dem Darm und der Psyche[52]. Am Beispiel der Flucht vor dem Säbelzahntiger lässt sich erkennen, dass an Verdauung und den Gang zur Toilette nicht zu denken ist, bis die stressige Flucht nicht beendet ist. **Die Stimulation des Vagus zeigt erstaunliche Erfolge bei schwer behandelbaren Kopfschmerzen.** Studien zeigten, dass eine elektrische Stimulation am Hals (dort verläuft er unter anderem) zu verschiedenen Aktivitäten im

Gehirn führt, die Schmerzen unterdrücken können. So gab es Therapieerfolge bei Cluster[66,67], Migräne[68-71] und chronischen Kopfschmerzen[71]. Wie Sie es schaffen, den Parasympathikus zu aktivieren und somit den Zustand auf »Selbstheilung« stellen, erfahren sie im Interventionskapitel (Teil 3 der Buchreihe, das Workbook).

Nichtsdestotrotz entfaltet der Parasympathikus seine volle Kraft erst, wenn der Säbelzahntiger-Reflex herunterfährt.

Heißt, wir sollten den Sympathikus herunterfahren, um dem Parasympathikus den Raum zu geben, sich zu entfalten. Beim Autofahren drücken Sie ja auch nicht auf die Bremse, während sie gleichzeitig noch auf dem Gaspedal stehen, oder?

Andere Gründe, außer einer ständigen Aktivierung des Sympathikus, können mechanische Engstellen im Vagusverlauf sein. Dieser Nerv hat viele Äste – er heißt nicht umsonst der umherschweifende Nerv, damit er an alle Stellen des Körpers kommt. Daher besteht eine hohe Gefahr, dass diese manchmal gedrückt, gequetscht und eingeengt werden. Das können Sie sich wie ein Stromkabel vorstellen, das mit zunehmenden Engstellen immer schlechter leitet. Diese ganzen Engstellen hier aufzuzählen würde den Rahmen dieses Buches sprengen. Zwei wichtige möchte ich schon hier enthüllen: Das Zwerchfell, unser Atemmuskel in der Körpermitte und die Faszien. Therapeuten, die diese Nervenengstellen, auch Impingements genannt, auflösen können, sind speziell Osteopathen und speziell geschulte Physiotherapeuten.

3.3 LEBENSVERSICHERUNG – IMMUNSYSTEM

Die ständige Aktivierung des Sympathikus über die neun Sinne führt also zu Dauerstress. In diesem Zustand ist der Parasympathikus in seiner Funktion eingeschränkt. Es ist logisch, dass der Körper lieber erst einmal überleben möchte, bevor er verdauen oder sich um die Fortpflanzung kümmern kann.

Das gerade beschriebene Stresssystem interagiert auch mit dem Immunsystem. Stellen Sie sich dazu nochmal die Geschichte mit dem Säbelzahntiger vor. Auf der Flucht vor diesem laufen Sie durch einen stacheligen Dornenbusch und reißen sich die Haut auf. Durch die offenen Hautstellen gelangen nun Bakterien und Viren des Dornenbuschs direkt in den Blutkreislauf. Diese potenzielle Gefahr wird natürlich von unseren Gefahrenmeldern wahrgenommen und über den Sympathikus an das Gehirn gesendet.

Diese Meldung könnte ungefähr so aussehen:

Die Einsatzzentrale

»Hallo Gehirn, hier ist das Immunsystem. Wir haben einen Feind innerhalb unseres Körpers aufgespürt. Wir brauchen sofort mehr Energie für unsere Militär-Immunsystemtruppen, sonst vermehrt sich dieser, nimmt überhand und kann uns ernsthaft schaden.«
Das Gehirn könnte antworten: »Derzeit melden mir die Augen, dass wir von einem Säbelzahntiger verfolgt werden, diese Gefahr scheint deutlich größer zu sein. Da unser Stresshormon Cortisol derzeit eh in hohem Maße anwesend ist, kann es dir liebes Immunsystem helfen. Das gibt dir etwas Energie, um den Feind in Schach zu halten aber nicht mehr.
Ich möchte im Moment nicht mehr Energie als unbedingt notwendig ins Immunsystem verschieben, da derzeit mehr Energie in Muskulatur, Herz, Lunge und Blutdruck erfordert wird.«

Die Gefahren, wie sie an diesem Beispiel sichtbar werden, müssen nicht immer äußerliche Bedrohungen und Verletzungsgefahren sein, sondern können auch durch krankheitserregende Mikroorganismen oder entartete Zellen von innen bestehen. Für die Abwehr von Angriffen aus der Umwelt sind wir mit der Stressreaktion ausgestattet. Für die Abwehr von Feinden aus dem Inneren ist unser Immunsystem zuständig. Eine Vielzahl von Abwehrzellen mit unterschiedlichen Aufgaben und Strategien ist für die Bekämpfung von Bakterien, Viren und Fremdkörpern zuständig. Was dabei wenig beachtet wird: Die Abwehr findet in erster Linie in der extrazellulären Matrix statt.

Das Stresssystem sichert uns also vor Gefahren von außen, das Immunsystem vor Gefahren von innen.

Die Abwehr eines Säbelzahntigers hat dabei Vorrang vor der Bekämpfung eines Bakteriums. Der Organismus richtet sich auf das akute Überleben aus. Bei einer Bedrohung von außen wird deshalb Energie zu deren Abwehr verwendet und das Immunsystem im Inneren in seiner Aktivität zurückgefahren. **So lässt sich erklären, weshalb dauerhaft einwirkender Stress – soziale oder berufliche Überforderung – zu einer Schwächung des Immunsystems führt[72].**

Personen, die dauerhaft unter äußerem Stress stehen, sind oftmals diejenigen, die im Urlaub krank werden. Der Urlaub steht für den Körper im übertragenen Sinne als erfolgreiche Flucht, so dass der Parasympathikus aktiv werden kann. Andere werden zum Wochenende krank und bekommen am Freitag ihre Migräneattacke. Denn wenn der Stressauslöser weg ist, kann das Immunsystem wieder arbeiten. Hierzu nutzt es Mechanismen wie Fieber, Müdigkeit, Schnupfen und Gliederschmerzen, um im Kampfmodus gegen eingedrungene Feinde, die während der Stressphase nur so gerade in Schach gehalten wurden, zu kämpfen.

Gibt es keine erfolgreiche Flucht aus der Stressphase, also keine Ruhepausen für den Körper, dann hat das Immunsystem keine Möglichkeit, die Kontrolle zu übernehmen. Dies sind dann Menschen, die beachtenswerterweise nie krank werden. Es ist kaum zu glauben, aber auch dies ist ein Symptom, das sehr ernst genommen werden sollte. Wer nie krank wird, steht offensichtlich so dauerhaft unter Stress, dass der Körper keine Regeneration und Aktivität des parasympathischen Systems zulässt. Manche Leute sind sogar stolz, wenn sie behaupten können, schon Jahre nicht mehr krank gewesen zu sein.

Ich greife hier schon einmal vor, was im Workbook genauer betrachtet werden wird. **Selbstheilung ist nur in einem Zustand des aktiven Parasympathikus möglich.** Chronischer Stress und die auf Dauer ausbleibenden Ruhephasen und fehlende Regeneration führen dazu, dass sich die Feinde (= Bakterien, Eindringlinge z. B. vom Dornenbusch) im Körper so enorm vermehren, dass die Immunzellen in einen Alarmzustand versetzt werden. Die Besonderheit der Zellen des Immunsystems ist ihre Fähigkeit, dass sie die Blutbahn verlassen können und in die extrazelluläre Matrix gelangen können. In diesem Schlachtfeld spüren sie Eindringlinge oder schädigende Substanzen auf und bekämpfen diese. Eine Anwesenheit von aktivierten Immunzellen führt schon zu dem Untergang der vorherrschenden extrazellulären Matrix und dem Beginn ihrer Neuorganisation[73]. Die Truppen des Immunsystems benötigen dazu eine gut durchlässige extrazelluläre Matrix, in der sie sich schnell und frei bewegen können. Ist diese extrazelluläre Matrix in Form von Stoffwechselrückständen, Schwermetallen, Toxinen und Teilen aus zerfallenden Zellen usw. vermüllt und verdichtet, kann dies zu einer Funktionseinschränkung der Immunsystemtruppen führen.

Eine weitere Herausforderung für die Immunsystemtruppen sind eingelagerte Substanzen in der extrazellulären Matrix.

Ähneln diese Substanzen körpereigenen Strukturen, so können daraus Autoimmunerkrankungen oder Allergien entstehen.

Meist vorher entstehen chronisch leichte, oft unbemerkte Entzündungen der extrazellularen Matrix. In der Fachsprache nennt man diese auch Silent Inflammation (stille Entzündungen) oder LGI – Low Grade Inflammation. Immer mehr Publikationen machen diese chronisch stillen Entzündungen für die Auslösung der Zivilisationskrankheiten verantwortlich[74].

Das stimmt im Ansatz, aber der Prozess nimmt mit den Veränderungen der »Inneren Umwelt« seinen Anfang. Chronischer Stress, Fehlernährung, chronischer Bewegungsmangel, Belastung mit Umweltgiften gelten exemplarisch für eine unnatürliche Lebensweise und sind primär die Ursachen der chronischen Entzündungen. Die Qualität unseres Immunsystems und damit unserer Gesundheit hängt stark vom Zustand der extrazellulären Matrix ab, also von der Sauberkeit und Durchlässigkeit unserer inneren Umwelt. Studien belegen diese untrennbare Verbindung von Nervensystem, Extrazellularmatrix und Immunsystem[72,75,75-77].

Wenn man anfängt, sich mit dem Immunsystem zu beschäftigen, stellt man fest, dass es »Das Immunsystem« so eigentlich gar nicht gibt. Sondern dass das, was zum Immunsystem zusammengefasst wird, etwas Hochkomplexes ist, das aus vielen verschiedenen Einzelkomponenten besteht. Diese sind aber alle aufeinander abgestimmt, so dass es im Ergebnis dazu führt, dass der gesamte Organismus bestmöglich vor schädlichen Einflüssen geschützt wird. **Und wo, meinen Sie, ist das Immunsystem am meisten in unserem Organismus vorhanden?**

3.4 LEBENSRAUM DARM – LEBEN IN SYMBIOSE

Das Mikrobiom, das sind alle Bakterien, die einen Menschen besiedeln, sie sitzen an den Grenzflächen der Außenwelt und der Innenwelt, also auf der Haut, auf allen Schleimhäuten und auch auf der Darmschleimhaut. Im Darm leben nach heutigem Kenntnisstand etwa zehnmal mehr Bakterien als Körperzellen[78] und sie müssen in hoher Diversität, also verschiedenen Arten vorliegen, um gesund zu sein[79]. Gemessen an der gesamten Menge der körpereigenen Zellen und der bakteriellen Mitbewohner des Menschen machen die Darmbakterien demnach circa 90 Prozent der Einzeller aus. Der Darm ist das größte innere Organ des Menschen. Er wird bis zu acht Meter lang und misst nur wenige Zentimeter im Durchmesser. Millionen von Zotten, das sind blattförmige Erhebungen, vervielfachen die Oberflächengröße auf ca. 400 bis 500 Quadratmeter[80], so groß wie zwei Tennisplätze. Damit ist nicht, wie die meisten glauben, die Haut die größte Kontaktfläche zur Umwelt, sondern der Darm.

Dass man sich um die 2 m² Haut mit teurem Make-up und Hautpflegeprodukten kümmert, ist den meisten klar, aber um den Darm kümmert sich fast niemand.

Wenn ich erwähne, dass eine Darmsanierung so viel kostet wie ein Jahr Make-up, dann scheuen sich die meisten, in eine Darmsanierung zu investieren. Ich bin mir sicher, dass dies an der Unwissenheit der Menschen liegt und sie die herausragende Rolle des Darms in Bezug auf die Gesundheit nicht erfassen können. Dabei muss man sich nur die herausragende Leistung dieses Organsystems vor Augen halten. Im Laufe eines Lebens reisen circa 30 Tonnen Nahrung und 50.000 Liter Flüssigkeit durch den Darm, mit ihnen zahllose Krankheitserreger und Giftstoffe. Kein Wunder, dass hier das Immunsystem in großem Ausmaß vorhanden sein muss. **Ungefähr 70 - 80 % des Immunsystems befinden sich im Magen-Darm-Trakt[81].** Denn einerseits muss der Darm dem Körper verwertbare Nahrungsbestandteile erschließen, ihn anderseits von unnützen und schädlichen Stoffen entlasten. Für diese extrem an-

Info

Eine gute Möglichkeit, um den Darm zu sanieren, finden Sie am Ende des Buches auf S. 195.

spruchsvolle Aufgabe erhält er in der modernen Medizin nicht die Beachtung, die ihm zusteht. Statt Anerkennung werden die Zusammenhänge zu Unrecht belächelt.

Der Darm beherbergt eine riesige Menge an Untermietern, über die wir uns selten Gedanken machen – das Darmmikrobiom. Es wiegt circa zwei Kilogramm und setzt sich unter gesunden Bedingungen aus über 1000 Stämmen zusammen. Sie helfen uns bei der Verdauung, bilden enorm wichtige Vitamine (B-Vitamine) und dienen als Barriere-Funktion, indem krank machenden Keimen erschwert wird, sich an die Darmschleimhaut anzuhaften. Neben den Darmbakterien bildet auch die Aminosäure L-Glutamin einen elementaren Grundstein der Darmbarriere[82,83]. Forscher gehen noch weiter und stellen den Darm sogar auf die Stufe mit dem Gehirn. Man könnte sagen wir haben zwei Gehirne.

Im Magen-Darm-Trakt gibt es circa 100 Millionen Nervenzellen, das sind mehr als im Rückenmark. Die Funktionsweise ist dieselbe wie die der Gehirnnervenzellen und den dortigen Botenstoffen wie Serotonin und Dopamin. Noch faszinierender ist, dass es eine Gehirn-Darm-Achse gibt, die beide Organe über den Vagus Nerv miteinander verbindet. Die Verbindung von Gehirn zu Darm und von Darm zu Gehirn ist dabei nicht, wie man vielleicht vermuten kann, von 90/10 oder 50/50, sondern 90 Prozent der Nerven verlaufen vom Darm zum Gehirn.

So ergibt auch unter wissenschaftlichen Aspekten das Bauchgefühl eine biochemische Erklärung.

Das, was viele Menschen bei Entscheidungen oder bestimmten Situationen spüren, kann nicht mehr wie früher auf die Esoterik oder emotionale Ebene geschoben werden. Es schlägt uns etwas auf den Magen, diese Redewendung kennen wir alle und tatsächlich ist es so, dass viele Menschen bei Stress zu Verdauungsproblemen neigen. Forscher haben herausgefunden, das eine Veränderung der Darmflora zu Verdauungsproblemen und Erkrankungen führen kann. So fand man bei Studien an Mäusen heraus, dass ein Fehlen von bestimmten Darmbakterien zu einer überproportionalen Stressreaktion führte. Ein Zufügen einer bestimmten Bakterienart (b.infantis) führte zu Stresstoleranz. Allerdings nur, wenn es in den ersten sechs Wochen nach der Geburt gegeben wurde. **Deswegen ist der erste Kontakt durch die Bakterien der Mutter durch die »Schluckimpfung« beim Geburtsvorgang oder beim Stillen extrem wichtig.** Bei Kaiserschnittkindern oder Babys, die nicht mit Muttermilch gestillt werden, kann das zu einer Veränderung der Physiologie führen. Auch eine

Antibiotika-Einnahme und Stresszustände haben Einfluss auf das Darmmikrobiom. Forscher fanden heraus, dass die Veränderung des Darmmikrobioms eine große Rolle bei einer Vielzahl von stressbedingten Erkrankungen wie übermäßiger Angst, Depression und Reizdarm spielt[84].

Weitere Studien an Mäusen zeigten, dass Mäuse, die von ihrer Mutter getrennt wurden, sehr ängstlich waren, weil sie nicht gestillt wurden. Die Zugabe von speziellen Darmbakterien (Lactobazillus) führte zu mehr Selbstbewusstsein und Mut. Außerdem wurden Darmbakterien von selbstbewussten Mäusen auf ängstliche Mäuse übertragen und siehe da, sie wurden selbstbewusster. Weitere Erfolge zeigten sich in der Zuführung von Darmbakterien und Entzündungen. Diese Erkenntnis hat die moderne Medizin erreicht, und so werden Menschen mit chronisch entzündlichen Darmerkrankungen wie Colitis Ulcerosa und Morbus Crohn mit Stuhltransplantationen von gesunden Menschen therapiert[85]. Bei Menschen mit Depressionen zeigt sich eine Veränderung der Darmbakterien und im Umkehrschluss eine Verbesserung mit Zuführung von Darmbakterien. 80 Prozent des Serotonins wird im Darm produziert, durchquert die Darmwand und gelangt in die Blutbahn.

Haben Darmbakterien so viel Einfluss, dass sie sogar unsere Stimmung verändern können?

Ja, Studien zeigen das deutlich und ich bin gespannt, wann Psychologen anfangen werden, sich über Ernährung, Stress, Darmbakterien und Immunsystem Gedanken zu machen.

Sind wir nur die Marionette des Mikrobioms?

Darmbakterien schaffen es sogar nachweislich, unsere Geschmacksrezeptoren zu verändern und uns so Hunger auf bestimmte Nahrungsmittel vorzuschreiben. Sie können Toxine (Gifte) ausschütten, die uns schlechte Laune machen – und zu einem Verhalten führen, das bei den meisten auftritt, wenn sie schlechte Laune haben: essen. Des Weiteren können sie Belohnungshormone wie Dopamin und Serotonin ausschütten sowie den Vagus Nerv stimulieren und blockieren. Studien zeigen, dass ein Ungleichgewicht der Darmbakterien (zum Beispiel ein Zuviel an Firmicutes) zu Übergewicht führen kann[86]. Es gibt die Leute, die essen und essen und werden nicht dick und es gibt die anderen, die sehen nur einen Kuchen an und nehmen zu.

Ein mitentscheidender Grund könnte das genannte Darmbakterium Firmicutes sein, das der Übeltäter zu sein scheint, der dick macht. Der menschliche Organismus arbeitet nach dem Prinzip der Aktio und Reaktio nach den evolutionären Prinzipien unserer Vorfahren. Firmicutes sind eigentlich nicht die Übeltäter, sie haben grundsätzlich nur Gutes im Sinn. Das sagt auch schon der Name. Firmicutes setzt sich zusammen aus den lateinischen Begriffen firmus stark und cutis Haut. Übersetzt bedeutet es: Diese Bakterien sorgen dafür, dass wir ein dickes Fell haben, wenn es nicht genug Nahrung gibt. Sie waren ein Grund, dass wir in eiskalten Wintern, Dürren und anderen Perioden mit wenig Nahrung überlebt haben. Sie schaffen es, auch die unverdaulichen Ballaststoffe aufzuspalten und holen selbst aus kleinsten Brotkrümeln noch Kalorien heraus. Bei zu viel Firmicutes im Darm nimmt man pro Mahlzeit auch durch energiearme Lebensmittel wie Gemüse rund 10 Prozent mehr Kalorien zu sich als normalerweise. Im Laufe eines Jahres kommen dadurch fast 10 Kilo an zusätzlichem Gewicht zustande, wenn nicht Tag für Tag Kalorien eingespart werden. In einer Studie der Fachzeitschrift Science konnte demonstriert werden, dass Adipositas durch eine Mikrobiom-Transplantation übertragen werden kann[87].

Früher sagte man: »Ich bin nicht dick, ich habe nur schwere Knochen«, heute kann man sagen: »Ich habe nur zu viel falsche Darmbakterien«. “

Studien haben herausgefunden, dass es tatsächlich ein Verhältnis von Firmicutes und Bacteroidetes braucht, um normalgewichtig zu sein[88]. Übergewicht und ein Zuviel an Fett führen wiederum zu Entzündungen, die sich in der extrazellulären Matrix widerspiegeln und dort zu PH-Verschiebungen in Richtung sauer führen.

Darmbakterien können die Hälfte (also 10.000) unserer Gene beeinflussen. Das bedeutet: Verändern sich die Darmbakterien, verändert sich in der Folge, wie die Gene »abgelesen« werden und das hat direkt Einfluss auf unsere Gesundheit.

Was schädigt das Darmmikrobiom?

Mikrobiom kommt von der gebärenden Frau über die »Schluckimpfung« bei der Geburt[89]. Stress der Mutter verändert deren Vagina (ja da haben wir auch Bakterien) und deren Darmbakterien, mit dem Ergebnis, dass das Kind ein vorbelastetes Mikrobiom auf den Weg bekommt.

Wir leben in der Symbiose zusammen. Wir brauchen die Bakterien und sie brauchen uns. Gute Bakterien helfen uns, schlechte schaden uns.

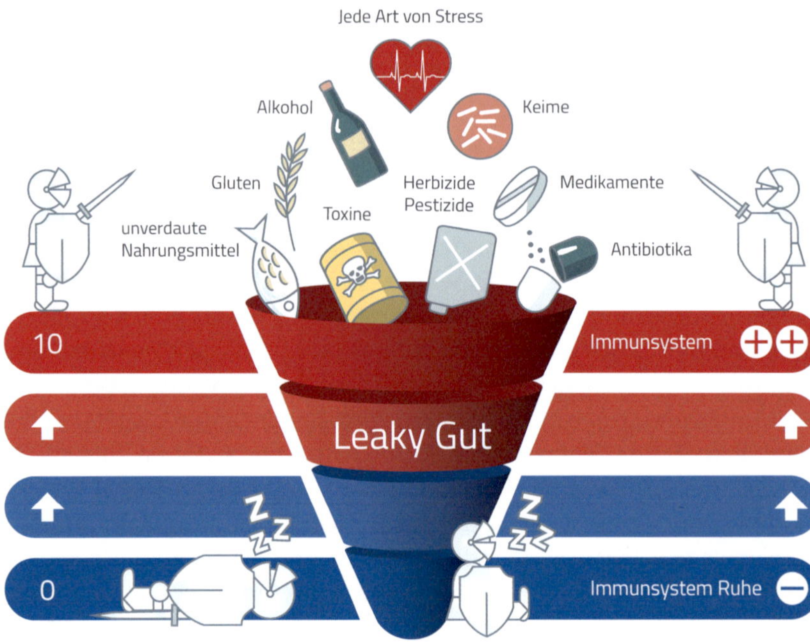

Abbildung 10: Gründe für ein Leaky Gut

Wie kommt es dazu, dass wir »schlechte« Bakterien bekommen und dadurch ein Leaky Gut entsteht (siehe Abb. 10)?

1) Standard-Ernährung vieler Menschen: insbesondere Getreide, insbesondere mit Gluten sowie Milch, Zucker und Alkohol.
2) Industrielle Nahrungsmittel, z. B. Kantine, Restaurant: Im Grunde gibt es kein externes Essen, das nicht fertig oder halbfertig ist.
   Emulgatoren (in fast allen verarbeiteten Nahrungsmitteln) dienen dazu, zwei Stoffe, die normalerweise nicht verbunden sind, zu verbinden (z. B. wässrig und ölig).
   Konservierung (Bei einer Studie 2007 aus Southampton an gesunden Kindern konnte man Konzentrationsstörungen durch Farb- und Konservierungsstoffe nachweisen.), Antischaumbildner, Geschmacksverstärker. Dinge, die in frisch zubereiteter Nahrung nicht enthalten sind.
3) Herbizide, Pestizide wie Glyphosat.
4) Medikamente wie Antibiotika (auch als Kind), Betablocker, Abführmittel.
5) Antibakterielle Seifen, Kaiserschnitt und Rauchen
6) Stress

Stress verändert nicht nur die Zusammensetzung der Bakterien im Darm, sondern die Darmschutzschicht an sich.

Normalerweise liegen die Darmzellen eng und dicht aneinander in einer Reihe. Substanzen, die potenziell gefährlich sind und sich im Darm befinden, dürfen nicht in den Organismus gelangen. In der gesunden Darmschleimhaut verbinden spezielle Wächter – die sogenannten Tight Junctions – die Darmzellen miteinander und sorgen dafür, dass diese dicht bleiben. Diese Tight Junctions werden über Zonulin gesteuert und haben die Aufgabe, dass sie sich bei Bedarf schnell öffnen können, um krank machende Bakterien und Viren schnell auszuschwemmen (z. B. durch Durchfall). Entzündungszytokine, Medikamente, Gliadine des Klebereiweißes (Gluten) aus Weizen, Saponine, Lektine, AGE´s (Advanced Glycation Endproducts entsteht durch starkes Erhitzen) und sogar Stress alleine können über Zonulin die Tight Junctions öffnen[90]. **Man nennt dies dann in der Folge ein Leaky Gut – ein brüchiger Darm (siehe Abb. 11).**

In einem australischen Supermarkt wurden Tests durchgeführt und untersucht, wo überall Gluten vorhanden ist. In sage und schreibe 2000 Produkten von Nahrung, Kleidung und Waschmitteln. Durch Zerstörung und Öffnung der Darmschutzschicht gelangen potenziell schädliche Darmbakterien und Toxine in den Körper zurück.

Inzwischen liegen zahlreiche wissenschaftliche Studien vor, die zeigen, dass bei zahlreichen Erkrankungen eine erhöhte Darmdurchlässigkeit vorliegt. Unter anderem bei Allergien, Neurodermitis und Asthma[91], Zöliakie[92], Rheuma[93], Depression[94], Parkinson[95], Psoriasis[96], Diabetes Typ 1[97], Multiple Sklerose[98], Herzkrankheiten[99] und weiteren. Die genannten Erkrankungen sind in der Auflistung nicht vollständig, denn die wissenschaftlichen Belege für eine auffällige Verbindung zum Leaky Gut-Syndrom liegen noch zu vielen weiteren Krankheitsbildern vor. In der Wissenschaft spricht man bei einem Leaky Gut auch über eine Endotoxämie[100] – eine Vergiftung über den Darm.

Warum hat die Evolution zugelassen, dass es zu etwas Schädlichem wie einem Leaky Gut kommt? Man kann es kaum glauben, aber unsere Vorfahren profitierten von einem Zustand des Leaky Gut. Denn ein Öffnen der Darmbarrieren bietet auch die Möglichkeit, andere Stoffe wie Mikronährstoffe oder Spurenelemente aus dem Darm zurück in den Körper zu holen. So konnten in Stresssituationen nicht nur Wasser und Glucose, sondern auch Natrium und Salze aus dem Kot zurück in den Körper gelangen und auch der letzte Rest von Brauchbarem genutzt werden. Man wusste ja nicht, wann die nächste Nahrungs- oder Wasseraufnahme möglich ist.

Darmlumen (Körper außen)

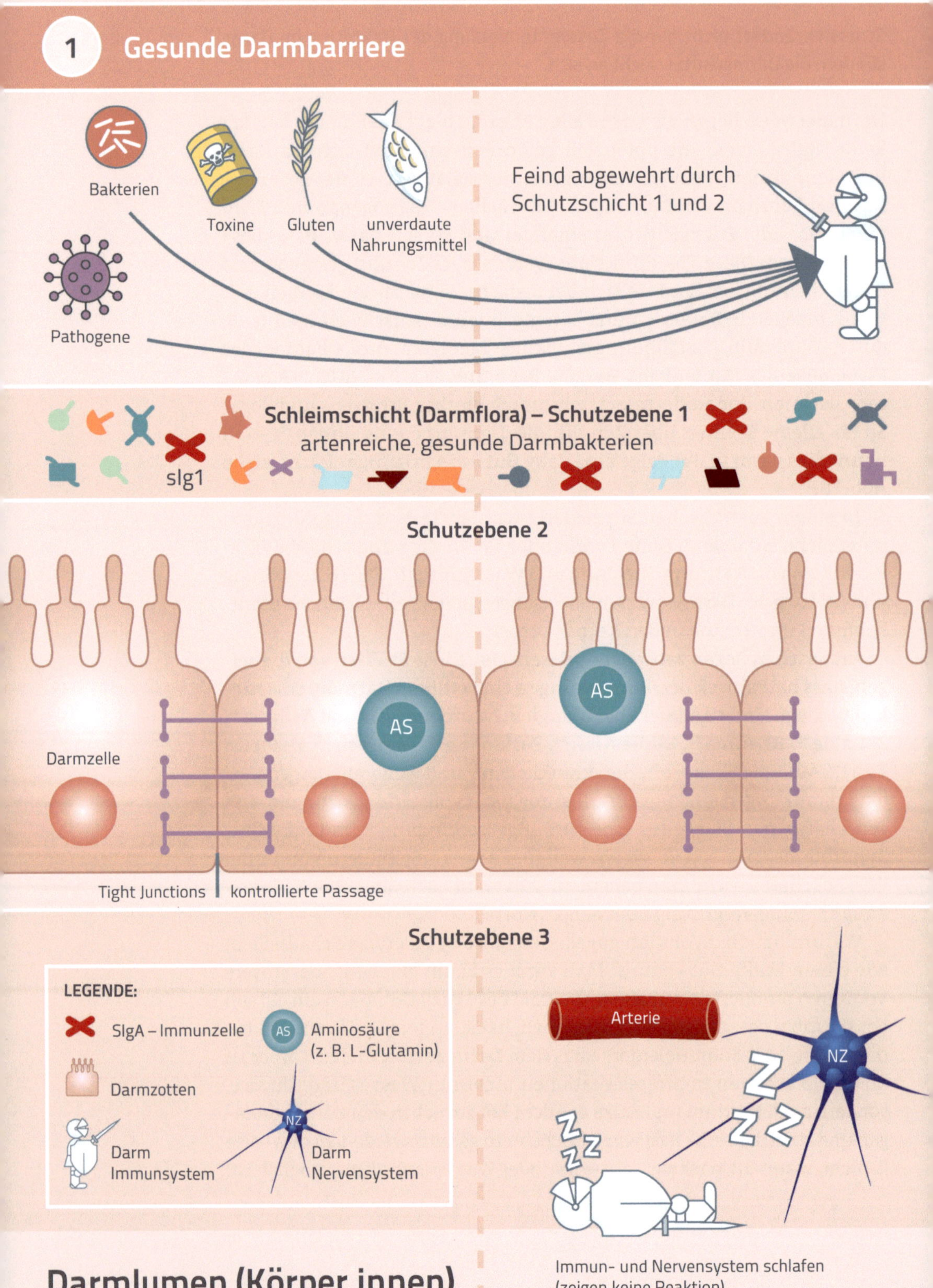

Darmlumen (Körper innen)

Abbildung 11: Intakte Darmbarriere und ein Leaky Gut

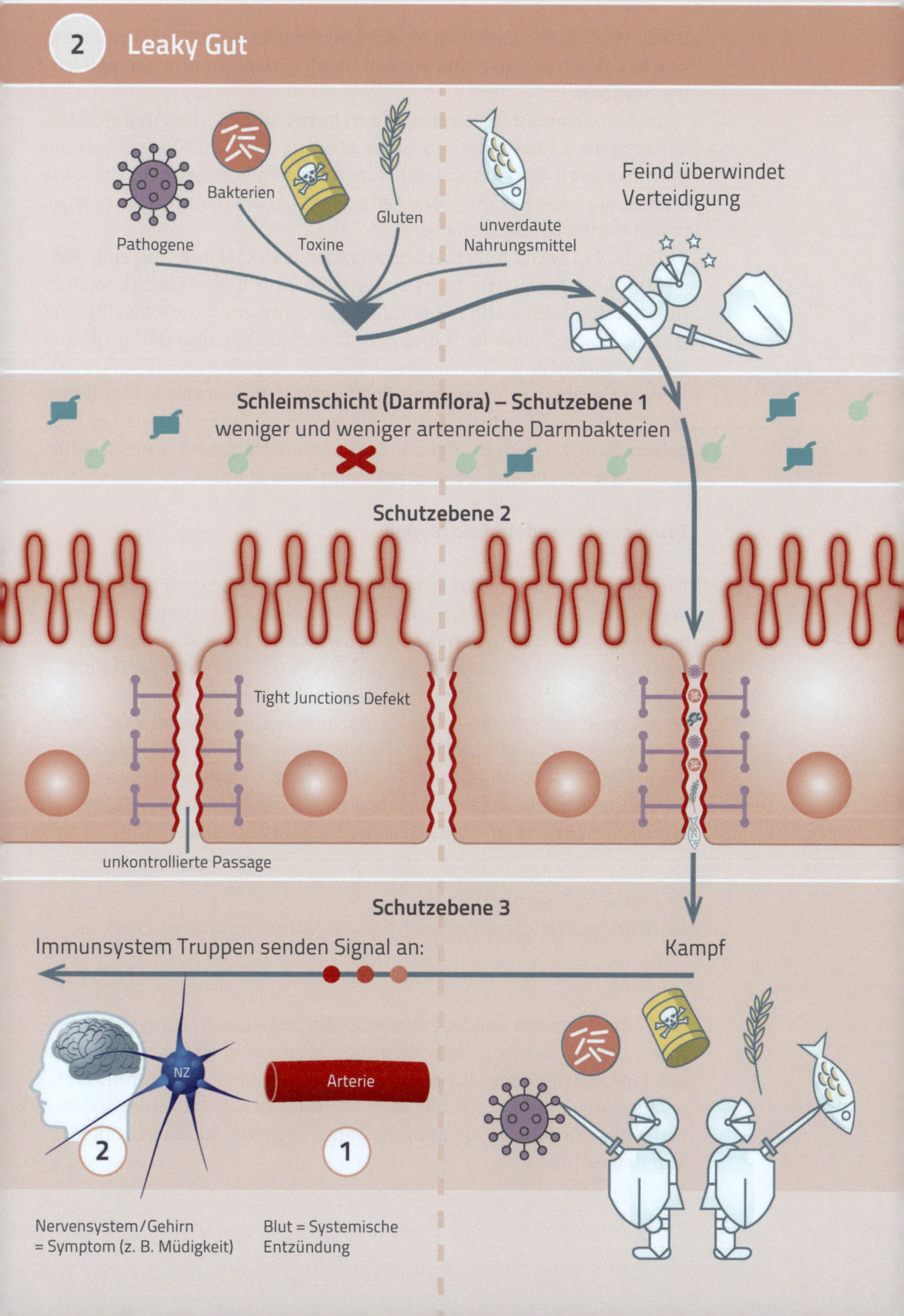

Dieser Wirkmechanismus ist ein schönes Beispiel, warum die Symptome und Krankheiten von heute auf den Überlebensmechanismen von früher beruhen.

In der modernen Zeit sind es einerseits der erhöhte, dauerhafte Stress, andererseits andere Faktoren (siehe Abb. 10), die dazu führen, dass die Darmbarrieren direkt Schaden nehmen können. Das heißt im Umkehrschluss, auch alle Bakterien und Pathogene aus dem Darm können zurück in den Körperkreislauf gelangen.

Dieses Leaky Gut mit einer andauernden Endotoxämie, also einer Vergiftung über den Darm, führt zu einer Silent Inflammation/Low Grad Inflammation. Eine stille Entzündung, die immer »unterschwellig und still im Hintergrund« läuft und extrem viel Energie und (Mikro-)Nährstoffe verbraucht.

Wichtig zu wissen, dass eine Gefahr von außen (soziales, familiäres, berufliches Umfeld) durch die Entstehung eines Leaky Gut – eines brüchigen Darms – auch immer zur Bakterienerhöhung des Inneren führt, was durch das Immunsystems bekämpft werden muss.

Zusammenfassend lässt sich sagen:

Pathogene Darmbakterien ernähren sich sehr gerne von schnell aufspaltbaren Einfachzuckern und können unser Essverhalten dahin gehend steuern. Sie fördern außerdem (mit Stress und einer ungünstigen Ernährung) die Entstehung eines Leaky Gut, das dann die Darmtore für schädliche Substanzen frei legt und öffnet.
So gelangen diese Bakterien, Viren und andere schädliche Substanzen in die Blutbahn und finden letztendlich Niederschlag in der gesamten extrazellulären Matrix. Dadurch können sie auch in entfernten Geweben zu entzündlichen Veränderungen und Beschwerden führen. Diese Toxine lagern sich dort ein und verschlacken die EZM noch mehr.

Es bleibt festzuhalten:
Darmpflege ist genauso wichtig wie Mund- und Körperpflege.

Wenn Sie immer wieder Zahnfleischbeschwerden in Form von Zahnfleischbluten oder Zahnfleischreizung haben, dann ist das vergleichbar mit einer Darmentzündung. Viele Menschen haben eine Zahnfleischentzündung, die ca. die Größe ihrer Handfläche hat. An keiner anderen Stelle des Körpers würde man dies ohne weiteres zulassen, außer im Mundbereich.

Schafft es die extrazelluläre Matrix nicht, sich dieser Schlacken zu entledigen, so kann es zu vielfältigen Störungen kommen, u. a. auch zu hormonellen.

3.5 HORMON – BOTSCHAFT AN DER ZELLE

Glücks-, Kuschel-, Schlaf-, Speicher-, Sexualhormone: Davon gehört hat jeder schon mal. Aber was und wie genau funktionieren diese Botenstoffe im Körper und was hat die extrazelluläre Matrix damit zu tun? Jede Frau in der Menopause weiß, was Hormone alles anstellen können. Körperliche, Nahrungs- und psychische Veränderungen sind nur einige davon. Lassen sie sich bewusst steuern, wie manchmal behauptet wird?

Oder ist der Mensch ein Sklave seiner Hormone?

Während Nerven in Bruchteilen von Sekunden Informationen übermitteln, brauchen Hormone dafür viele Minuten, sogar Stunden. Normalerweise werden Hormone, die körpereigene Informationsübermittler sind, von Drüsenzellen bestimmter Organe wie Gehirn, Schilddrüse, Niere, Nebenniere, Darm und sogar Muskulatur gebildet und ins Blut abgegeben. Von dort gelangen sie in die Zellen mit speziellen Andockstellen (Rezeptoren), wo ihre Nachricht gelesen werden kann. Diese Nachricht wird in der Zielzelle verarbeitet und diese schickt als Antwort eine Information an das Organ zurück. Man nennt das eine Rückschleife oder negative Rückkopplung. Damit weiß das Organ, ob genug von dem Hormon vorhanden ist oder nicht. Die moderne Medizin hat die Bedeutung der Hormone für unsere Gesundheit erkannt. Es ist die exakt abgestimmte Balance der Hormone, die uns fit und bei Kräften hält. Nur kommt es leider oft zu Störungen im Hormonhaushalt. Sie können sich, je nachdem welches Hormon betroffen ist, in Übergewicht, niedriger Stresstoleranz, Standhaftigkeit beim Sex, Muskelverlust, Brüsten bei Männern, Unfruchtbarkeit, schlechte Laune, Schlafstörungen, Verdauungsstörungen, Angststörung, etc. ausdrücken. Also eine ganze Palette, wenn die Hormone nicht richtig funktionieren.

In der modernen Medizin werden einige Störfaktoren genannt.

- Schäden am hormonbildenden Organ oder am Zielorgan
- Probleme mit den Transportern der Hormone im Blut
- Tumore, die bestimmte Hormone ständig und unwillkürlich selbst produzieren.

Doch auch wenn all diese möglichen Störfaktoren ausgeschlossen worden sind, bleiben viele hormonelle Dysbalancen, die man in einer Laborblutuntersuchung erkennen kann, bestehen.

Was allerdings nicht beachtet wird, ist die extrazelluläre Matrix.

Bevor die Hormone die Zellen erreichen können und auch nachher, wenn ihre Aufgabe als Rückkopplungsfunktion an das Zielorgan wirken soll, müssen sie durch die innere Umwelt, die extrazelluläre Matrix. Ist diese verstopft und nicht lebensdienlich, verzögert dies den Hormontransport oder verhindert ihn sogar. Gerade in den kleinen Beckenorganen wie Gebärmutter, Eierstöcken und Ovarien kann es zu faszialen Verklebungen kommen, die eine ökonomische Versorgung behindern. Osteopathen haben große Erfolge, wenn es um unerfüllten Schwangerschaftswunsch geht, indem sie unter anderem die Beweglichkeit zwischen diesen Organen untereinander, aber auch zu ihrer Umgebung (andere Organe, Muskeln etc.) wiederherstellen.

Im späteren Verlauf erfahren Sie, dass es zu Faszien-Verklebungen kommen kann = sogenannte Crosslinks[101]. Diese entstehen auch zwischen Organen[102,103], weil auch diese durch Faszien bedeckt und mit anderen Organen verbunden sind. Ich habe diesen Ausdruck nirgends gelesen oder gehört, aber nenne diese hier zum besseren Verständnis organische Crosslinks. Erst durch Bewegung der Organe (nein, die liegen nicht einfach nur im Körper und bewegen sich nicht), durch das Zwerchfell und körperliche Aktivität kann es zu einer ausreichenden Drainage aus der extrazellulären Matrix kommen. Die Verhältnisse in der extrazellulären Matrix sind daher für die hormonelle Nachrichtenübertragung höchst bedeutsam. Ihre Durchlässigkeit entscheidet erheblich mit, ob Botenstoffe an der Zelle rechtzeitig oder verspätet ankommen oder ob sie unterwegs stecken bleiben. Mit allen Konsequenzen für unsere Stoffwechselfunktionen.

Die extrazelluläre Matrix ist also ein entscheidender Raum für die hormonelle Regulation unserer Zellen!

Doch auch wenn die extrazelluläre Matrix durchgängig ist, kann es zu Störungen kommen. So gibt es hunderte Studien, wie Stoffe aus unserem alltäglichen Leben unseren eigenen Hormonen in der Wirkung ähneln. Ein Beispiel ist Bisphenol A, eine der meistverwendeten Industrie-Chemikalien der Welt. Millionen Tonnen davon kommen jedes Jahr in der Plastikherstellung zum Einsatz. Bisphenol A ist eine hormonell wirksame Chemikalie und ähnelt dem weiblichen Hormon Östrogen. Studien deuten sehr stark darauf hin, dass es krebserregend und fortpflanzungsschädlich ist. Bisphenol A ist allgegenwärtig, obwohl es nicht natürlich vorkommt. In der Luft, in Staub, in Oberflächengewässern, in Meerwasser, in Trinkwasser, in frischem Treibhausobst, im Urin, im Blut, im Fruchtwasser, in Gebärmuttergewebe und sogar im Blut der Nabelschnur konnte es nachgewiesen werden[104,105]. Das gleiche gilt für Xenöstrogene. Diese sind in der Medizin, Kosmetik und Viehzucht weit verbreitet. So leiden immer mehr Menschen unter diesen Xenöstrogenen[106]. Sie haben einen Einfluss auf die Fortpflanzung und haben bekannte Effekte bei Endometriose und Fruchtbarkeitsverlust[107].

Die WHO (World Health Organization) hat 2013 hormonell wirksame Chemikalien als »globale Bedrohung« bezeichnet, denn die hormonbedingten Erkrankungen sind weiter auf dem Vormarsch.

Doch wie schafft es die extrazelluläre Matrix, sich trotz all dessen dieser Schlacken zu entledigen? Dazu braucht sie ein funktionierendes Entsorgungssystem – das Herz-Kreislauf-Muskelsystem.

3.6 HERZ-KREISLAUF-MUSKEL-SYSTEM

Es ist allgemein bekannt, dass der Blutkreislauf für die Ernährung unserer Zellen von großer Bedeutung ist. Sie haben ja schon in den vorherigen Kapiteln wahrgenommen, dass kein Blutgefäß direkt an der Zelle ansetzt, sondern immer die extrazelluläre Matrix versorgt. Es ist durch den Zu- und Abfluss ebenfalls an der Regulation unserer extrazellulären Matrix beteiligt. Das Herz steht dabei im Mittelpunkt und pumpt über das Gefäßsystem das Blut in den Körper hinaus. Mit jeder Kontraktion pumpt es das Blut in die sich immer feiner verzweigenden Arterien hinaus, bis hin zu den allerkleinsten Arterien – den Kapillaren. Das ist existenziell wichtig, denn schließlich werden Nährstoffe, Vitamine, Mineralien, Hormone und Sauerstoff im ganzen Körper verteilt. In der Kapillare werden die Substanzen an die extrazelluläre Matrix abgegeben. Nicht nur der Zustand der extrazellulären Matrix, sondern auch die Arterien, die immerhin aneinandergelegt etwa hunderttausend Kilometer im Körper ergeben, sind sehr bedeutsam. Der Gefäßchirurg Professor Dr. Dittmar Böckler von der Uniklinik Heidelberg sagt:

»Der Mensch ist so alt wie seine Gefäße.«

Die große Gefahr besteht in Ablagerungen, die zu Verengungen der Blutgefäße führen können. Cholesterin steht hoch im Verdacht, weil es bei Verengungen, die zu Symptomen führen, stets am Ort des Geschehens ist. Es wird als der wahre Übeltäter hinter der Arteriosklerose angeklagt.

Doch gelingt es uns, die Wahrheit hinter dieser Lüge zu finden?

Ein paar Fakten: Cholesterin ist die Vorstufe von verschiedenen anderen Substanzen, wie Testosteron, Gallensäure, die wichtig für die Fettverdauung ist, oder Vitamin D. Der menschliche Organismus braucht Cholesterin in der Haut, um in Symbiose mit der Sonne Vitamin D zu produzieren. Es wird sogar benötigt um Cortisol – unser Stress- und Überlebensstresshormon herzustellen. Es wird geraten, keine cholesterinhaltigen Lebensmittel wie Eier zu sich zu nehmen. Wie soll die Nahrung darauf Einfluss nehmen, wenn 90 Prozent des LDL-Cholesterins (Low Density Lipoprotein) von der Leber selbst hergestellt wird? Wichtige lebenswichtige Stoffe synthetisiert der Körper nämlich selber. Auch wenn Sie alle cholesterinhaltigen Lebensmittel weglassen, haben Sie dennoch nur 10 % Einfluss auf Ihren LDL-Cholesterinspiegel.

Meinen Sie wirklich, der Körper sabotiert sich selbst?

Was tut die moderne Medizin? Sie verschreibt Cholesterinsenker, sogenannte Statine. Im Jahr 2007 wurde eine Metaanalyse[108] veröffentlicht, die alle zu dem Zeitpunkt vorliegenden Autopsie-Studien zu diesem Thema einbezog. Das Ergebnis war erstaunlich außergewöhnlich. **Zwischen Cholesterinspiegel und Herztod konnte kein signifikanter Zusammenhang gezeigt werden.** Es gab Tote, die hatten starke Arteriosklerose und niedrige Cholesterinwerte und es gab Verstorbene mit hohen Cholesterinwerten und gesunden Gefäßen. Eine weitere Metaanalyse beschäftigte sich mit Cholesterin und Blutdruck. Diese Metastudie (Durchschnittslaufzeit 16 Jahre und 450 000 Probanden) kam auf einen Beobachtungszeitraum von 7,2 Millionen Mannjahren und kam zum gleichen Ergebnis. Es gab keine Korrelation zwischen der Höhe des Cholesterinspiegels im Blut und der Wahrscheinlichkeit für einen Gehirnschlag. Dennoch werden immer weiter Cholesterinsenker (Statine) verschrieben. Was ist der Grund? Könnten es 30 Milliarden Dollar Jahresumsatz sein? Oder Manipulationen der (Fach-)Öffentlichkeit, über die ist immer wieder berichtet worden ist[109].

Eine Studie[110], die im April 2019 im Fachjournal Heart erschien, untersuchte über sechs Jahre 165.411 Patienten und fand heraus, dass Statine bei 51 Prozent gar nicht wirkten und die Gründe für Herzkreislauf-Erkrankungen wie Schlaganfall und Herzinfarkt nicht bei Cholesterin oder bei Lipoprotein(a), kurz Lp(a) zu finden sei. Lp(a) hat eine weitgehende Strukturähnlichkeit wie das LDL-Molekül, das in der modernen Medizin als Hauptursache[105] für Herz-Kreislauferkrankungen gesehen wird und das viele Patienten schon auf ihrem Ausdruck der Blutlabor-Untersuchung gesehen haben[106].

Bereits im April 2015 bedrohte eine andere Studie den Milliardenmarkt der Cholesterinsenker.

Diese Studie[113], die im American Journal of Cardiovascular Disease veröffentlicht wurde, zeigte, dass die Arteriosklerose, die Ursache für Herzinfarkt und Schlaganfall, in der Regel nicht durch einen zu hohen Cholesterinspiegel im Blut verursacht wird. Stattdessen ist die Arteriosklerose die Folge einer Strukturschwäche der Arterienwände, die vor allem durch einen Mangel an Askorbat (Vitamin C) und anderen Mikronährstoffen entsteht.

Bereits 1990 veröffentlichten Dr. Matthias Rath und der zweifache Nobelpreisträger Linus Pauling die gleichen Ergebnisse. Auch die deutsche Apotheker-Zeitung berichtete im Jahr 2000 darüber und bringt es auf den Punkt[114]. Eine zusammenfassende Bewertung von 22 Studien aus den Jahren 1978 bis 1996 ergab, dass eine Erhöhung des Vitamin-C-Spiegels sich positiv auf den Blutdruck auswirkt[115]. Dieser Befund wurde durch weitere neuere Studien belegt[116]. Es ist aber nicht nur die Wirkung auf den zu hohen Blutdruck, sondern auch auf arteriosklerotische Prozesse, auf den Fettstoffwechsel, den Gefäßtonus und sogar Schutz während Bypass-Operationen.

Alle Studien, die hier erwähnt wurden (es gibt noch viele mehr, die in hochrangigen Journalen veröffentlicht wurden), kamen zu dem Schluss, dass Cholesterin nicht unser Feind ist, sondern stattdessen unser Freund und Helfer. **Die eigentliche Ursache ist ein chronischer Mangel an**

Vitamin C in den Zellen der Arterienwände. Dieser führt zur Schwächung der Gefäßwände, weil der Organismus nicht in der Lage ist, genügend Kollagen zu produzieren. Dieses langkettige Faserprotein ist Hauptbestandteil des Bindegewebes, z. B. auch der Haut (Stichwort Schwangerschaftsstreifen und Orangenhaut). Für die Synthese dieses wichtigen Strukturmoleküls ist Vitamin C unabdingbar. Fehlt Vitamin C, können andere Substanzen zu Hilfe kommen. Der Organismus kann stattdessen ein Lipoprotein, eine Variante des Low-Density-Lipoproteins (LDL – in der modernen Medizin das schlechte Cholesterin) produzieren. In dieser Vitamin-C-Mangel-Situation sammelt sich das LDL im Blutspiegel an, bindet an verschiedene Bestandteile der extrazellulären Matrix an und geht mit der Entwicklung der arteriosklerotischen Plaques einher[117]. LDL ist eigentlich ein Reparatur-Molekül, das quasi als Ersatzstoff für Vitamin C in einer geschwächten Arterienwand fungiert.

Beispielhaft können Sie sich für das LDL-Cholesterin einen Kommissar vorstellen, der an jedem Tatort aufzutauchen scheint. Sie würden ihn doch nicht, nur weil er am Tatort ist und seine Arbeit verrichtet, zum Verdächtigen für die Tat machen.

Dieser Kollagenstoffwechsel im menschlichen Körper ist ein fortdauernder Prozess, und in Gewebe mit hoher Turnover-Rate (Umsatzrate) führt ein Vitamin-C-Mangel zu einer minderen Qualität des neu gebildeten Kollagens. Die Frontsoldaten im 1. Weltkrieg und die Seefahrer in den früheren Jahrhunderten hatten mit Zahnfleischbluten und plötzlichem Zahnverlust zu kämpfen. Auch heilten Haut- und Schussverletzungen nicht und alte Narben gingen wieder auf. Vitamin C fehlte und konnte somit nicht in das Kollagen eingebaut werden, was zu »qualitativ minderwertigem« Gewebe und zu Symptomen führte.

Cholesterin hat schützende Funktionen

Dies trifft vor allem zu, wenn Vitamin C nicht in ausreichender Menge vorhanden ist. Doch warum haben wir eigentlich einen Vitamin-C-Mangel? Im Laufe der Evolution, ungefähr um die Zeit, als das Gehirn anfing zu wachsen und viel Energie benötigte, hat der menschliche Organismus die Fähigkeit, Vitamin C selbst zu produzieren verloren und die frei werdende Energie konnte vom Gehirn genutzt werden. Tiere können immer noch Vitamin C selber herstellen und haben im Vergleich zu uns Menschen eine Schlaganfall- und Herzinfarktrate von fast 0. Dort können andere Risikofaktoren wie Überernährung, Schilddrüsenerkrankungen oder schwere Diabetes dazu führen. Dr. Rath schrieb in seinem bahnbrechenden Buch »Warum kennen Tiere keinen Herzinfarkt ... aber wir Menschen« über die Gründe für Herz-Kreislauf-Erkrankungen. 1990 hat der zweifache Nobelpreisträger Linus Pauling den **»Aufruf zur Beerdigung der Herzkrankheiten«** verfasst[118]. Und was ist passiert? Gar nichts.Selbst heute, 2019, verschreiben die Ärzte Cholesterinsenker mehr denn je.

Man muss mal kurz innehalten und drüber nachdenken, was hier geschehen ist.

Es existieren Studien, die beweisen, dass Cholesterin nicht die Ursache für Herz-Kreislauf-Erkrankungen ist und Studien, die zeigen, dass Cholesterinsenker bei 51 Prozent nicht mal wirken. Studien, publiziert in den anerkanntesten Fachzeitschriften dieser Welt, die einen der Hauptgründe für Herz-Kreislauf-Erkrankungen benennen und letztendlich schon vor circa 30 Jahren den immerhin zweifachen Nobelpreisträger Linus Pauling veranlassten, den Aufruf zu der Beerdigung von Herzkrankheiten zu schreiben.

Raten Sie mal, was seit jeher bis heute die Todesursache Nummer 1 in Europa ist – es sind die Herzkreislauf-Erkrankungen wie Schlaganfall und Herzinfarkt. Bis heute haben profitgetriebene PR-Aktionen des Pharmageschäftes es immer wieder geschafft, weiterhin Cholesterinsenker zu vertreiben, wohl wissend um die Unvernunft. Sie rieten den Patienten, die tägliche Einnahme fortzusetzen und nicht eigenmächtig abzubrechen. Die Verwobenheit der Pharmaunternehmen mit der Medizin ist gewaltig. Doch immer mehr Menschen erscheint vieles unglaubwürdig. Ob Pharmaunternehmen es mögen oder nicht:

Der Patient wacht auf.

Wie es zu einem Vitamin-Mangel kommt und was Sie dagegen tun können, erfahren Sie im Teil 3, im Workbook: Das Symptom ist ein Lügner »Die Unique Connect Gesundheitsformel«.

Bevor Nährstoffe durch die Blutgefäße schließlich an der extrazellulären Matrix ankommen, haben sie einen weiten Weg hinter sich. Bildhaft ausgedrückt: Es ist, als würde ein Lastwagentransport hunderte Kilometer an die Fabrik (Zelle), heranfahren, am Ende jedoch nicht in den Fabrikhof einfahren können, um die Ware abliefern zu können. Der Fabrikhof stellt die extrazelluläre Matrix dar und sollte deswegen frei durchgängig sein, also in einem Sol-Zustand sein. Dieser Sol-Zustand kann aufgrund eines mangelhaften Abtransportes von Schadstoffen und Stoffwechselrückständen zu einem Gel-(verstopft)Zustand werden.

Ein mangelnder Abtransport staut sich so weit zurück, dass eine Versorgung über die Arterien nicht mehr gewährleistet werden kann. Das kennen Sie von kilometerlangen Staus auf Autobahnen. Diese lösen sich nur auf, wenn Sie dem Stau von vorne ermöglichen, sich aufzulösen und nicht, indem von hinten immer mehr Autos heranfahren. Die Entsorgung kommt vor der Versorgung. Erst muss das Alte weggeschafft werden, bevor Neues nachfließen kann.

Die abzutransportierenden Stoffe der Zelle werden also an die extrazelluläre Matrix gegeben. Während die kleinen Moleküle über die Venen, die direkt an der arteriellen Kapillare anschließen, abtransportiert werden, weisen die lymphatischen Abflusswege eine Besonderheit auf. Sie liegen blind mit ihrer Öffnung in der extrazellulären Matrix. Während das venöse Abflusssystem eher an die Entsorgung des normalen Hausmülls erinnert, ist das lymphatische System eher eine Art Sperrmüllsystem, das für die großen Partikel zuständig ist. Über die Venen- und Lymphbahnen gelangen die Abfallstoffe in die Ausscheidungsorgane wie Darm, Leber, Niere, Lunge oder Haut, wo sie ausgeschieden werden können.

Der massive Stau, der sich durch den mangelnden Abtransport bildet, wirkt sich bis zu den Arterien aus und behindert so einen normalen Stoffaustausch mit der Zelle (siehe Abb. 8). Der Stau führt am Ende zur Regulationsstarre.

Stellen wir uns der Frage: Wie werden die Stoffwechselrückstände und Schadstoffe, die aus der Zelle in die extrazelluläre Matrix entlassen werden, abtransportiert?

Durch die rückfließenden venösen und lymphatischen Kapillare werden die Stoffwechselrückstände und Schadstoffe aus der extrazellulären Matrix unter anderem durch das Herz selbst durch einen sogenannten Unterdruck-Sog zurückbefördert. Während die Arterien eine eigene Gefäßmuskulatur haben (die durch den Sympathikus gesteuert wird), besitzen die Venen und Lymphbahnen keine eigenen Pumpfunktionen. Hier spielt unsere Skelettmuskulatur eine überragende Rolle als Antrieb von außen. Sowohl in körperlicher Ruhe als auch unter Belastung sind unsere Muskeln der Hauptgrund für den Rückfluss des Blutes zum Herzen. Da die Venen- und Lymphbahnen klappenähnliche Strukturen besitzen, kann der Abtransport durch Muskelkontraktion nur in einer Richtung – zum Herzen – funktionieren. Bei jeder körperlichen Bewegung ist uns der Begriff der Muskelpumpe bekannt, **jedoch werden auch im Ruhezustand 2-3 Prozent der Muskulatur kontrahiert. Deswegen heißt dieses Kapitel Herz-Kreislauf-Muskel-System.** Das Herz pumpt das Blut in den Körper hinaus und die Skelettmuskulatur pumpt es zum Herzen zurück.

Was ist jedoch, wenn jemand bettlägerig ist und sich gar nicht mehr bewegen kann? Es gibt noch weitere rückstrom-fördernde Mechanismen wie die Aktivität des Zwerchfells (unseres Hauptatemmuskels), das ungefähr in der Mitte unseres Körpers liegt. Der Sog des Zwerchfells bei der Einatmung zieht sozusagen das Blut aus der Ferne zur Körpermitte. Es gibt also neben der dauerhaften Aktivierung von 2-3 Prozent der Muskelfasern über den Sympathikus die Sogwirkung des Zwerchfells. Zusammen sorgen sie für einen optimalen Abtransport der Abfallprodukte aus der extrazellulären Matrix. Wie jedes System kann auch dieses zu Problemen führen, wenn es nicht richtig arbeitet.

Deshalb müssen wir uns fragen:

- Was führt dazu, dass das Zwerchfell in seiner Tätigkeit eingeschränkt wird?
- Was kann zur Einschränkung der Muskelpumpe führen?
- Was führt neben den allgemeinen, den Sympathikus erhöhenden Mechanismen (alles was die neun Sinne betrifft) zu einer lokalen Sympathikus-Erhöhung und damit zu möglichen lokal beschränkten Abflussstörungen?

Diese Fragen werden für das Verständnis der faszinierenden Komplexität im weiteren Verlauf noch wichtig und beantwortet.

Die Wichtigkeit eines funktionierenden Herz-Kreislauf-Muskel-Systems liegt auf der Hand und aus diesem Grund wird bei allen chronischen Erkrankungen körperliche moderate Bewegung (kein blinder Sport) zur Prävention oder Therapie empfohlen und sinnvoll eingesetzt. Außerdem können Fehlstellungen der Rippen im Herzsegment zu »Herzstolpern« oder »unerklärlichem Herzrasen führen« und sollten osteopathisch behandelt werden.

KAPITEL

4 SCHLÜSSEL ZUR GESUNDHEIT – GRUNDREGULATION

Das Geheimnis zur Gesundheit liegt in der optimalen Grundregulation. Dieses Grundregulationssystem besteht aus diesen vier Grundsäulen:

- » Das vegetative Nerven–System (Sympathikus)
- » Das Immunsystem
- » Das Hormonsystem
- » Das Herz-Kreislauf-(Muskel)-System

Der Wiener Mediziner Alfred Pischinger veröffentlichte 1975 das Ergebnis seiner Forschungen in der Publikation **»Das System der Grundregulation«. Er erklärte, dass die Regulationsvorgänge des menschlichen Organismus sich in der extrazellulären Matrix abspielen. Deswegen werden die vegetativen Nervenenden, die kapillare Endstrombahn, das Hormon– und das Immunsystem zusammen mit der extrazellulären Matrix auch nach ihm als das »System der Grundregulation nach Pischinger« bezeichnet.** Auf diese untereinander reagierenden systembiologischen Regulationen hat nicht nur Pischinger hingewiesen, sondern zahlreiche namhafte Ärzte und Professoren wie Otto Bergsmann, Felix Perger, Gottfried Kellner und Carl von Rokitansky. Zusammen forschten und diskutierten sie bereits vor Jahrzehnten, und so war ihnen die Bedeutung für die Entstehung chronischer Zivilisationskrankheiten schon früh bewusst. Von ihnen stammt auch der Begriff der Regulationsstarre, den sie auf eine vermüllte extrazelluläre Matrix zurückführten.

Eine Verstopfung und eine damit einhergehende Regulationsstarre kann aufgrund der Verbindung aller vier Grundsäulen zu den unterschiedlichsten und vielfältigsten Symptomen führen. Ist ein System aus dem Ruder gelaufen, hat dies sofort Einfluss auf die anderen drei. Und meistens sind es mehrere Systeme, die sich summieren und weiter hochschaukeln. Das macht es mit der Zeit immer schwieriger, eine Ursache zu finden und man steht am Ende mit der Frage da:

»Was war zuerst da? Huhn oder Ei, Schmerz oder Partnerprobleme, Stress oder Zivilisationskrankheit?«

In der Praxis sollte man sich bei den chronischen Zivilisationskrankheiten immer die Frage stellen: Ist die extrazelluläre Matrix in einem guten oder einem schlechten Zustand?

4.1 PNI – KÖRPER, GEIST UND SEELE

Im Prinzip hatte Pischinger schon beschrieben, was heute als die Entdeckung der Psycho–Neuro-Immunologie (PNI) immer mehr Verbreitung findet.

Was Alfred Pischinger seinerzeit nicht schaffte, ist der PNI gelungen. Natürlich wurde nicht nur die »Verpackung« von damals geändert, sondern der Inhalt wurde durch zahlreiche Erkenntnisse und der Entdeckung neuer Wechselwirkungen eindrucksvoll bestätigt. Der Mensch hat während der Evolution gelernt, seine Tätigkeiten und Reaktionen aufeinander abzustimmen, um ein gut ausbalanciertes Gleichgewicht zwischen Umwelt, Psyche, Hormon- und Immunsystem herzustellen, denn man war sich schon der Einheit von Körper, Geist und Seele bewusst. Doch die PNI schaffte es erst vor ca. 40 Jahren, einen kleinen Paradigmenwechsel in der altherrschenden Medizin zu erreichen.

Noch vor 40 Jahren dachte und glaubte man, und forschte an dem, was der Philosoph René Descartes begründete; den Dualismus = die Trennung von Leib und Seele.

Dieser bestimmte über 400 Jahre die Schulmedizin, die diesen Glauben übernahm. Lange Zeit galt es wie in Stein gemeißelt, dass die verschiedenen Systeme des Organismus, allen voran das Nervensystem, Hormonsystem, Immunsystem und die Psyche, autonom, das heißt völlig unabhängig arbeiten und mit anderen Systemen des Körpers nicht kommunizieren können. Dieser Irrglaube, dass Krankheit allein auf stofflicher Ebene existiert und nichts mit der Psyche zu tun hat, hat viel Schaden und Leid ermöglicht.

Schon 1949 war bekannt, dass die Nebennierenrinde über die Ausschüttung von Cortisol die Immunaktivität hemmen kann[119]. Was der physiologische Zweck war, blieb unklar. Heute kennt das fast jeder aus der orthopädischen Sprechstunde. Bildhaft: Entzündliche Schmerzen – Orthopäde – Cortison-Spritze. Es war jedenfalls einer der ersten Hinweise, dass das Hormonsystem das Immunsystem beeinflusst. Dass auch das

Immunsystem Einfluss auf das Hormonsystem hat, konnte Hugo O. Besedovsky erstmals nachweisen[120]. So konnte er durch Stimulierung des Immunsystems durch Fremdstoffe auf der Haut einen Anstieg von Cortison nachweisen und somit, dass das Immunsystem fähig war, zentrale Nerven-Hormon-Strukturen wie die Stressachse zu aktivieren.

In den folgenden Jahren wurde immer deutlicher, dass das Immun–Nerven-Hormonsystem einem Regelkreis unterliegt. Der Sinn dahinter ist, Immunanstiege wieder herunter zu regulieren, um immunbedingte Schädigungen auf den Organismus zu vermeiden. Darüber hinaus gewann man die Erkenntnis, dass neuronale Strukturen des Nervensystems in der Lage sind, die Botschaft der Immunzellen zu verstehen und entsprechend mit veränderter Nervenaktivität reagieren bzw. antworten zu können[121]. Jetzt stellte sich die Frage, ob auch das Nervensystem (unter anderem Sympathikus als Stresssystem und Parasympathikus als Entspannungssystem) fähig war, Immunzellen und Hormone zu beeinflussen. Die Forscher fanden 1981 eine klare Antwort – natürlich können sie das[122].

Das war der Auftakt für eine Reihe von Folgeuntersuchungen, die zu der Einsicht führten, dass die verschiedenen Systeme des Organismus, allen voran Nerven-, Hormon- und Immunsystem, über die Freisetzung von verschiedenen Transmittern, Zytokinen und Hormonen **in einer gemeinsamen biochemischen Sprache kommunizieren** können. Diese neuartigen Erkenntnisse wurden aber angezweifelt und bekämpft, da sie dem damaligen Dogma vom unabhängigen Funktionieren der Systeme fundamental widersprachen. Obwohl die neue Denkweise der PNI damals noch erfolgreich unterdrückt werden konnte, ermöglichten diese Erkenntnisse als Grundstein weitergehende Forschungen. So fand man in den 1960er Jahren heraus, dass auch die Psyche Einfluss auf das Immunsystem hat. Mit Hypnosestudien fand man bei Allergikern heraus, dass die in Hypnose geübten Patienten signifikant bessere Ergebnisse hatten als die, die nicht in Hypnose geübt waren[123].

Wenn Sie mal näher hinschauen, dann fallen Ihnen sicher einige Personen aus ihrem Umfeld ein, die bei psychischen Reizen eine Immunsystem-Reaktion zeigen. So gibt es Menschen, die Herpes bekommen, nachdem sie einen Tag vorher eine Spinne gesehen haben. Oder einige bekommen Lippenherpes, wenn sie nur daran denken, dass jemand anders von ihrem Glas genippt hat. Dabei geschieht diese Kommunikation zwischen Psyche und Immunsystem über das Stresssystem, wobei als Austauschplattform die EZM dient.

Heutige Studien, unter anderem von Prof. Sonja Entringer von der Charité Berlin, beweisen ganz klar, dass Stress in jeglicher Hinsicht das Immunsystem (Mastzellen) aktiviert und dieser Stress in der Haut zum Beispiel über Neurodermitis sichtbar wird[124]. Danach stellte man sich der Frage, ob es auch andersherum funktionierte, also die immunologische Aktivität zu Veränderungen der Psyche in Form von Erleben und Verhalten führen kann. Und tatsächlich konnte an experimentellen Studien herausgefunden werden, dass bei Krebs- und Hepatitis-C-Patienten durch Aktivierung pro-inflammatorischer Zytokine (= entzündungsfördernde Stoffe) depressionsartige Beschwerden wie Stimmungsänderung, Libido-Verlust, Antriebs- und Interessenverlust, Erschöpfung, Appetitverlust und Schlafstörung hervorgerufen werden können[125].

Erkenntnisse der letzten Jahrzehnte

Fasst man die Erkenntnisse der letzten Jahrzehnte zum Zusammenwirken der Systeme modellhaft zusammen, so entspricht dies nur einer vagen Vorstellung von deren tatsächlichen Komplexitätsausmaß. Die verschiedenen Systeme dürfen sich demnach jederzeit über ihre Funktionsstände über den Marktplatz der extrazellulären Matrix informieren und wenn nötig, wechselseitig beeinflussen. Man geht sogar so weit anzunehmen, dass das Gehirn ständig über körperliches Geschehen informiert wird und sich somit körperliche Aktivität und damit auch Krankheit dauernd im Erleben von Verhalten einer Person und umgekehrt widerspiegelt[126]. **Es spricht einiges dafür, dass die Systeme Immun-, Hormon-, Nervensystem und die Psyche gleichgestellt sind.** Die Gleichgewichtung zwischen biochemischer und psychosozialer Interaktion ist anzunehmen und der Informationstransfer ist dynamisch hochkomplex[127].

Die PNI ermöglicht es, sich dem menschlichen Organismus, seiner Krankheit und Gesundheit aus einer neuen völlig neuen Perspektive zu nähern. Doch erst Bereiche, die man nicht so ohne Weiteres mit der Medizin in Verbindung bringen würde, wie zum Beispiel die Linguistik (menschliche Sprache), deuteten auf eine Sichtweise vom Funktionieren des menschlichen Organismus hin, die schier unbegrenzt ist. Denn auch Worte können Schmerzen auslösen, das hat wahrscheinlich jeder schon mal erlebt. **Wenn der Organismus über Immun-, Hormon- und Nervensystem, die untereinander auf komplexe Weise interagieren, noch zusätzlich mit der Linguistik und Psyche interagiert, dann scheinen die Funktionsschleifen schier unbegrenzt** und erklären zum Beispiel, warum psychosoziale Ereignisse wie Liebeskummer tatsächlich im Gehirn nachweislich wie körperliche Schmerzen wirken[128,129].

Neben Liebeskummer konnte auch gezeigt werden, dass chronische Schmerzen Hirnregionen aktivieren, die in enger Verbindung zu denen von Angst und Depression stehen[130]. **Das Erfahren einer körperlichen Sinneswahrnehmung ohne eine Beteiligung emotional-psychischer Funktionen ist nicht möglich.** Die derzeit existierenden Ergebnisse und die daraus entwickelten Modelle lassen durchaus annehmen, dass eine Psychotherapie oder auch ein gutes Gespräch korrigierend in somatische (körperliche) Beschwerden und Erkrankungen eingreifen können und auch präventiv eingesetzt werden können, um resilienter (stresstoleranter) zu werden.

Wie haben das Verhalten, unsere Gedanken, unsere Werte etc. Einfluss auf unsere Gesundheit?

Dazu ein paar Beispiele

Wenn Sie ständig nachts wach sind, zum Beispiel wegen der Nachtschicht bei der Arbeit, dann führt Ihr Verhalten dazu, dass Sie über kurz oder lang krank werden[131]. Die Sehnsucht nach der Anerkennung des Chefs oder der Kollegen kann soweit führen, dass Menschen sich bis zum Letzen durch Überstunden schieben und sich kaum Erholung geben und irgendwann krank werden.

Die Sprache ist eine Waffe, die beherrscht sein will. Vor allem wir Therapeuten können mit unserer Sprache dazu beitragen, dass gewisse Symptome chronifizieren und die Patienten in ihrer Genese beeinträchtigt werden[132].

Eine Autorität wie Lehrer, Chef oder Trainer oder der/die Partner/in sagt zu Ihnen:

»Das schaffst du nicht, du bist zu schlecht« oder »Du wirst es niemals zu etwas bringen.« Obwohl hier keinerlei körperliche Gewalt einwirkt, spüren Sie das in Ihrem Körper und Ihrem Verhalten.

Wie wichtig der Umgang mit der Sprache ist, erfahren sie im zweiten Teil von »Das Symptom ist ein Lügner«. Dort erfahren Sie, wie Worte krankheitsdienlich werden können.

Ein Mensch, der sich durch herausragende Leistungen im Sport definiert, geschätzt wird und deswegen in der sozialen Gruppe einen besonderen hoch anerkannten Status genießt, wird alles tun, um diese Anerkennung so lang wie möglich zu erhalten. Dafür wird er viel Zeit, Geld und

Schweiß opfern und bis und sogar noch über seine Grenzen gehen. **Ich kenne eine Triathletin, die den Sport so extrem betrieben hat, dass ihre Menstruation ausblieb und ihr Oberschenkelmuskel riss. Aber auch das hielt sie nicht davon ab, weiter Sport zu treiben. Sie besorgte sich Schmerzmittel, die eigentlich für Pferde gedacht sind und trieb ihren Sport weiter.**

Sozialwissenschaftliche Studien belegten, dass hungrige Richter härtere Urteile treffen[133]. So wird deutlich, dass auch Bedürfnisse des Körpers zu einem veränderten Verhalten führen.

Ich hatte damals auch eine Situation, die sich mir ins Gehirn gebrannt hat, so dass ich diese nicht vergessen kann.

Schlechte Laune?

Eine Kollegin, die immer nett, freundlich und zuvorkommend war, hat ihr Verhalten von heute auf morgen urplötzlich verändert. Ich verstand die Welt nicht mehr und grübelte und grübelte, die ganze Nacht, so dass ich fast kein Auge zu bekam. Die nächsten Tage dachte ich ganz oft darüber nach und hoffte, dass sich ihr Verhalten bald wieder ändern würde. Aber wiederum Tage später veränderte sich nichts und mir ging es psychisch und körperlich auch immer mieser.

Ich konnte mir nicht erklären, was ich falsch gemacht hatte.

Dann beschloss ich, sie zu fragen, was mir ihr los sei und sie neuerdings ein Problem mit mir habe. Als sie mir erklärte, was ihr Grund für ihr Verhalten war, fühlte ich mich kurzzeitig noch schlechter als zuvor. Es hatte nichts mit mir zu tun, ihr Hund ist gestorben und sie sei tief traurig darüber.
So konnte ich mich aus dieser negativen Gedankenspirale befreien und es ging mir wieder besser. Das ist ein wunderbares Beispiel, wie Gedanken und Einbildung die eigene Gesundheit sabotieren.

Nach Jahrzehnten der PNI-Forschung besteht heute kein Zweifel daran, dass medizinische Diagnostik und Therapie ohne die Annahme wechselseitiger Abhängigkeiten zwischen psychischen und körperlichen Systemen zu kurz greifen. Zu deutlich konnten Studien in der PNI demonstrieren, dass psychische und psychosoziale Faktoren verschiedene Bestandteile des Immunsystems und die Wahrscheinlichkeit des Auftretens auch schwerer Erkrankungen beeinflussen können.

Heute gibt es zahlreiche hochqualitative Studien, die das Zusammenspiel von Psycho-Neuro-Immunologie nachgewiesen haben. Diese Systeme haben ihr Netzwerk in der extrazellulären Matrix, und je freier und durchgängiger diese ist, desto besser können diese Systeme untereinander agieren und reagieren.

Warum wollen die Politik und die moderne Medizin nicht erkennen, dass der Mensch nicht nur eine seelenlose, von seiner Umwelt abgekapselte Maschine ist, obwohl die Beweislage erdrückend ist? Mögliche Gründe sind, dass ein System, das Gewinne durch Medikamente und Kranke erzielt, nicht versuchen wird, letztere bei der Heilung zu unterstützen.

Deutschland hängt hier weit hinterher und steckt noch in den Kinderschuhen. Anders als zum Beispiel in den USA. Dort gibt es die ganz großen Integrative Center mit ganzen Abteilungen integrativer Medizin, was komplementärer Medizin entspricht. Therapeutic Touch, Phytotherapie, Mediation, Reiki, das ist dort ganz offiziell. Die Psycho-Neuro-Immunologie zeigt eine untrennbare Wirkungsweise von verschiedenen Körpersystemen. Zentrale Bestandteile sind das Gehirn und das Immunsystem.

4.2 WER HAT DAS GRÖSSERE EGO?

Das Gehirn und das Immunsystem sind die einzigen Systeme des menschlichen Körpers, die alle anderen durch die Gewinnung von Ressourcen, einschließlich Glucose, dominieren können. Sie sind nur als eine funktionierende Einheit in einem stetigen Wechselspiel zu sehen[134,135]. Das Gehirn dominiert bei Tag und in handelbaren Stresssituationen, während das Immunsystem uns vor allem nachts, in Infektionsphasen und bei Wundheilung schützt. Beide Systeme sind gleichermaßen in der Lage, Energie und andere wichtige Ressourcen zu nutzen, indem sie Strategien anwenden, die ihrer eigenen Funktion und Anatomie zugutekommen.

Die menschliche Evolution hat das Gehirn zum wichtigsten System des Körpers gemacht, was zu einem Wechsel von stark zu intelligent führt. Das Immunsystem ist jedoch sehr alt und robust; bei Bedarf wird es durch eine Vielzahl unspezifischer Probleme wie psychoemotionalem Stress aktiviert und am häufigsten, wenn immunaktivierende Risikofaktoren (einschließlich Endotoxämie-Vergiftung über den Darm) nicht in einem angemessenen Zeitrahmen gelöst werden. Bei chronischer Aktivierung zeigt das Immunsystem noch mehr egoistisches Verhalten als das egoistische Gehirn, was zu chronischen stillen Entzündungen führt. Aber bevor man das Immunsystem für dieses Verhalten bestraft, ist es wichtig zu erkennen, dass es nur das tut, wofür es gemacht ist: Den Versuch, uns zu schützen.

Das menschliche Gehirn und das Immunstem sind für uns so wichtig geworden, dass beide Systeme egoistische Verhalten entwickelt haben, indem sie in der Lage sind, Energie und andere Ressourcen zu nutzen, mit dem einzigen Ziel, ihre eigene Anatomie und ihr optimales Funktionieren zu erhalten.

Das egoistische Gehirn[136-138] können Sie sich wie folgt vorstellen. Sie haben Hunger und Durst. In der heutigen Zeit wahrscheinlich Alternative A Kühlschrank oder B etwas bestellen. Unsere Vorfahren hatten es da nicht so leicht. Sie konnten nicht einfach sitzen bleiben und warten bis etwas kommt. Ist ein Hungergefühl entstanden, muss die Energie zum Gehirn, welches dann die Entscheidung treffen muss, wo es auf Nahrungssuche geht. Man könnte also sagen, unser Gehirn ist bestrebt, seinen Energiebedarf an erster Stelle zu decken, denn die wichtigen Entscheidungen die es zu treffen gilt, benötigen viel Energie. Solange keine Nahrungsquelle gefunden ist, bleiben die anderen Organe in einer zurückgestellten Energiezufuhr – man nennt dies auch physiologische Insulinresistenz.

Ganz schön egoistisch, denken Sie vielleicht – und ja, genauso wirkt es.

Doch diese evolutionäre Entwicklung ist ein klarer Vorteil, denn würde es diese Mechanismen nicht geben, dann wären lösungsorientiertes Denken, Entscheidungsfindung und die Motivation sich zu bewegen, nicht möglich. Das ist auch der Grund, warum Fasten zu einer Verbesserung und Vergrößerung der Hirnaktivität & Hirnmasse führt[139-141]. Das fand die junge Doktorandin Marie Krieger 1916/1917 im Zweifrontenkrieg heraus und es ist später durch moderne MRT-Untersuchungen bestätigt worden. Hungerszeiten führen zu einer Gewichtsabnahme aller Organe, außer dem Gehirn[142]. Das gleiche trifft zu auf freiwillige Nahrungskarenz zum Beispiel beim Fasten[143].

Ist das logisch? Ja natürlich, über die Jahrhunderte war situationsbedingtes Fasten/Nahrungskarenz ein fester Bestandteil unseres Lebens und das egoistische Gehirn hat immer dafür gesorgt, dass es stetig zuerst mit frischer Energie versorgt wird. Dieses Vorgehen verschaffte uns evolutionäre Vorteile. Der prähistorische Mensch war ständig von Nahrungsknappheit und Gefahren aus der Umwelt bedroht. Um darauf adäquat reagieren zu können, war es vor allem wichtig, dass das Gehirn funktionierte. Die Wahrnehmung musste geschärft sein, in Gefahrensituationen musste man die richtigen Entscheidungen treffen und wissen, wo man in Zeiten des Mangels Nahrung finden konnte. Diese Mechanismen, die uns damals in Zeiten der Nahrungsknappheit eine gute Hirnleistung garantiert haben, wirken noch heute in uns. Wenn sie reibungslos funktionieren, ermöglichen sie uns unter anderem, trotz des Nahrungsangebotes schlank zu bleiben. Tritt allerdings eine Störung auf, dann – und nur dann – werden wir an Körpermasse zulegen, wir werden dick.

> Das Gehirn braucht jede Sekunde Energie und das Tag und Nacht. Es kann Energie auf Abruf bestellen und ist vergleichbar mit dem anstrengendsten Gast in einem Luxushotel, der den kompletten Service für sich beansprucht und das ganze Personal Tag und Nacht tyrannisiert.

Die Frage stellt sich: Wie schafft es das Gehirn, die anderen wichtigen Organe oder die Muskulatur so zu dominieren? Es gibt nur eine Kraft, die so stark ist, den restlichen Körper dazu zu zwingen, sich derart zu fügen. Sie kennen es bereits – das Stresssystem.

Diese Theorie des egoistischen Gehirns wurde inzwischen experimentell vielfach abgesichert[136,144-146], wurde von mehr als 10.000 Studien aus den verschiedensten Fachdisziplinen geprüft und findet sich mit diesen im Einklang. Es gehört mittlerweile zum medizinischen Standard-Lehrbuchwissen[147].

Schlagkräftiges »Militär«

Wie das Gehirn kann allerdings auch das Immunsystem[148,149] einen gesunden Egoismus an den Tag legen. Dieser ist überlebensnotwendig, denn in gewissen Situationen sind wir auf schlagkräftiges »Militär« angewiesen.

Bei Herausforderungen hängt eine optimale menschliche Reaktion daher von der Flexibilität ab, Energie (neu) zu verteilen und damit in erster Linie Energiekonflikte zwischen Gehirn und Immunsystem zu verhindern (siehe Abb. 13). Der 24-Stunden-Biorhythmus ermöglicht es dem Gehirn, die Tageszeit zu dominieren und dem Immunsystem, die Nachtzeiten auszunutzen. Das veranschaulicht, wie die Evolution die Zusammenarbeit zwischen diesen beiden höchst egoistischen Systemen geprägt hat, um Konflikte zu vermeiden[150]. Das egoistische Verhalten des Immunsystems kann aus pathophysiologischer Sicht erklären, warum die Low Grade Inflammation (LGI, siehe Kapitel Lebensraum Darm Seite 94) die Funktion vieler anderer Organe, einschließlich des Gehirns, stört.

Können Sie sich noch an die LGI erinnern – ein aktiviertes Immunsystem kann sich nur aus Glucose (schnell verstoffwechselten Zucker) ernähren und vermehren. LGI stellt das Immunsystem an die Spitze der hierarchischen Prioritäten, wie z. B. die Beobachtung zeigt, dass das System sogar den Abbau eines essenziellen Muskels wie dem Zwerchfell (Hauptatemmuskel) unterstützt[151], um Energie für sich freizusetzen. Weniger Zwerchfellaktivität führt in Folge logischerweise nicht nur zu weniger Sauerstoff und damit zu weniger Zellenergie (ATP), sondern auch zu einer schlechteren Drainage des venösen Blutes und der Lymphe über die größte Hauptrückleitung aus dem Becken der Vena cava inferior[152], was in der Folge zu einem Rückstau der EZM führen kann.

Zu circa 72 % ist das Zwerchfell in seiner Rolle als Hauptatemmuskel dafür verantwortlich, »dass genug Luft« in den Körper gelangt.

Weitere wichtige Funktionen sind, dass es enorm wichtig bei der Aufrechterhaltung der Statik mitwirkt und als Durchtrittspforte für Strukturen wie Speiseröhre, Arterien, Venen, Lymphe und Nerven dient. Man kann die Reichweite der Beschwerden, die sich aus einem Problem des Zwerchfells erschließen, erahnen. Wenn alles »normal« abläuft, dann hat das Gehirn die volle Kontrolle über den Organismus und bedient sich aller Energie. Wehe aber, es treten Notfallsituationen wie akute Entzündungen oder Low Grade Inflammation (niedergradige stille Entzündungen) auf, dann wird dem Gehirn die Macht vom Immunsystem entrissen. Wenn dies geschieht, dann kommt es, meist sogar schon vor dem Ausbruch einer Krankheit, zu einer »Sickness behavior«, einem Krankheitsverhalten, das jeder schon mal erlebt hat als er krank war. **Diese Müdigkeit, Niedergeschlagenheit (depressionsartig), Lustlosigkeit, Wehleidigkeit, Appetitverlust und Gliederschmerzen dienen dem einen Grund, Energie zu sparen, damit das Immunsystem genug Kraft hat, die Krankheitserreger zu bekämpfen.** Ja, auch Appetitverlust ist eine Maßnahme des egoistischen Immunsystems und ein Zeichen für Energieeinsparung. Nahrungsbeschaffung und Nahrungsaufnahme sind immer energieverzehrende Prozesse. Außerdem gelangen durch die Nahrung wieder »neue Pathogene« in das Körperinnere. Sie können also gut unterscheiden: Habe ich während einer Krankheitsperiode Hunger = eher chronisch krank, keinen Hunger = hochakut krank. Der chronisch Kranke hat eher das Symptom einer post prandial inflammatory response[153]. Übersetzt heißt dies, eine Entzündung nach dem Essen mit der Folge, dass er sehr müde wird.

Früher dachte ich selbst noch, dass Menschen, die keinen Sport machen, auf der Coach sitzen und Chips in sich reinfuttern ein Disziplinproblem haben, heute weiß ich, es geht bei diesen Menschen ums Überleben. Jedoch besteht die Möglichkeit, dass das Gehirn die Kontrolle wieder an sich reißt. Dazu braucht es Informationen (Deep Learning z. B. aus diesem Buch), Energie oder einen starken inneren Reiz – Motivation. Viele Menschen erhalten Tipps zu Lebensweise, Ernährung und Sportverhalten. Doch erst wenn ein Reiz stark genug ist, verändert sich etwas. Man könnte zusammenfassend sagen:

»Veränderung geschieht nur, wenn die Begeisterung oder der Leidensdruck groß genug ist.«

Jeder Therapeut oder Arzt kann davon berichten, dass viele Schwangere ihr Leben völlig umkrempeln. Gesunde Ernährung, Alkohol- und Tabakverzicht, keine Chemie auf Finger und Haaren sind von heute auf morgen umgestellt. Das gleiche gilt für Menschen, denen eine Erkrankung wie z. B. Krebs diagnostiziert wird. Urplötzlich wird auf Weizen und Milchprodukte verzichtet, die zuvor noch Hauptnahrungsmittel waren. Obst und Gemüse rückt in den Vordergrund. Emotionen sind also starke Antreiber, die sie im zweiten Teil kennenlernen.

Das egoistische Gehirn versucht ständig, auch bei einer Aktivierung des egoistischen Immunsystems, die Kontrolle wieder zu erlangen. Wir befinden uns somit immer zwischen beiden endgültigen Stadien des Gehirns und des Immunsystems. Die meisten Menschen geraten allerdings aufgrund chronischer Belastungen eher in Richtung des egoistischen Immunsystems. Dazu später mehr im Kapitel Stress – Freund oder Feind.

Akute Immunsystem-Aktivierungen relativieren sich meist nach ein paar Tagen wieder. Was jedoch, wenn diese Symptome eines Sickness behavior nicht abklingen? Dann scheint die Energie wohl immer noch im Immunsystem zu sein. **Lassen Sie uns dazu mal die Energieverteilung im menschlichen Organismus, in der Annahme, dass die extrazelluläre Matrix frei und durchgängig ist, betrachten.**

4.3 ENERGIE – DAS GUT ZUM ÜBERLEBEN

Was für den Körper Energie ist, kann man sich bildhaft wie Geld für den Menschen vorstellen. Geld ist das universelle Zahlungsmittel. Manchmal wird es in andere Währungen gewechselt oder auch mal in etwas Gleichwertiges umgetauscht, z. B. Haus, Auto oder Schmuck. Dennoch behält es stets seinen Wert. Man könnte Energie (siehe Kapitel Zellenergie) als das Geld/Währungsmittel des menschlichen Organismus bezeichnen. Wie jedes andere Lebewesen hat auch der Mensch einen Grundverbrauch in Ruhe (Ruheumsatz). Per Definition ist das die Menge an Energie, die notwendig ist, um den Organismus am Leben zu erhalten. Heutzutage liegt er durchschnittlich, unabhängig von Alter, Geschlecht, sportlicher Betätigung, Erkrankung etc., bei Männern bei 1800 kcal und bei Frauen bei 1400 kcal. Der Grundverbrauch hängt vor allem von der Aktivität und Größe der inneren Organe ab. Laut aktuellsten Studien gibt es eine Korrelation der Stoffwechselrate zur Größe des jeweiligen Organs, wie in Abb. 12 zu sehen ist. **Neben der Erkenntnis, dass im Ruhezustand ca. 70 % der Energie von den inneren Organen verbraucht wird, ist auffallend, dass es vor allem die kleinen Organe wie Herz und Niere, Gehirn und Leber sind**[154,155]**.**

Abbildung 12: Energieverteilung

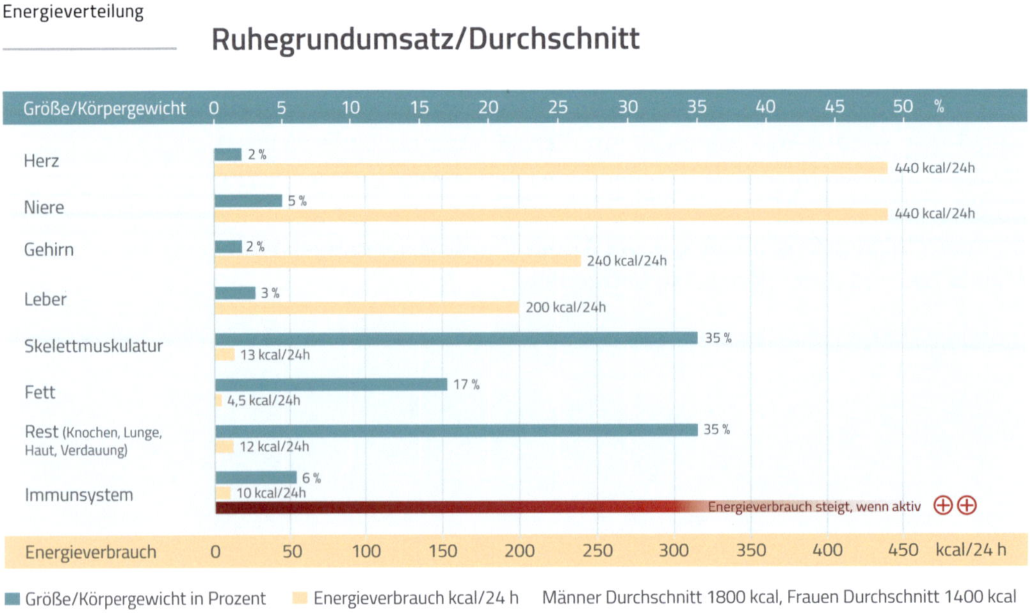

Wenn das Immunsystem aktiv wird (im Blut messbar durch TNF alpha), kommt es zu einer Energieverschiebung vom egoistischen Gehirn zum egoistischen Immunsystem. Das egoistische Immunsystem unterjocht nicht nur das Gehirn, sondern auch die restlichen Körpersysteme wie Leber, Fett, Gehirn und Muskeln (siehe Abb. 13).

Das Paradoxe ist, dass das Gehirn selbst durch psychische Belastung das Immunsystem aktivieren kann. Dabei ist zu unterscheiden, dass akute und kurz anhaltende Stressfaktoren das Immunsystem stärken, chronische dagegen schwächen[45]. Doch nicht nur das Gehirn, sondern alle anderen Organe/Systeme müssen zum Wohle des Überlebens Energie bereitstellen. Denn ohne ein ausreichend starkes Immunsystem mit genügend Energie wären dem Feind (Bakterien, Viren) Tür und Tor geöffnet.

Ein Hormon namens Insulin

Da ein Versagen unseres Abwehrsystems den Tod bedeuten könnte, wird unter allen Umständen die Energieversorgung sichergestellt. Die Energieumverteilung wird von einem Hormon namens Insulin geleitet. Insulin ist sozusagen der Transporter von Glucose, also einem wichtigen Energieträger. Es ist allgemein bekannt, dass Insulin den Zucker in die Zelle transportiert. Dies kann es, weil an jeder Zelle eine Insulin-Andockstelle, ein Rezeptor, vorhanden ist.

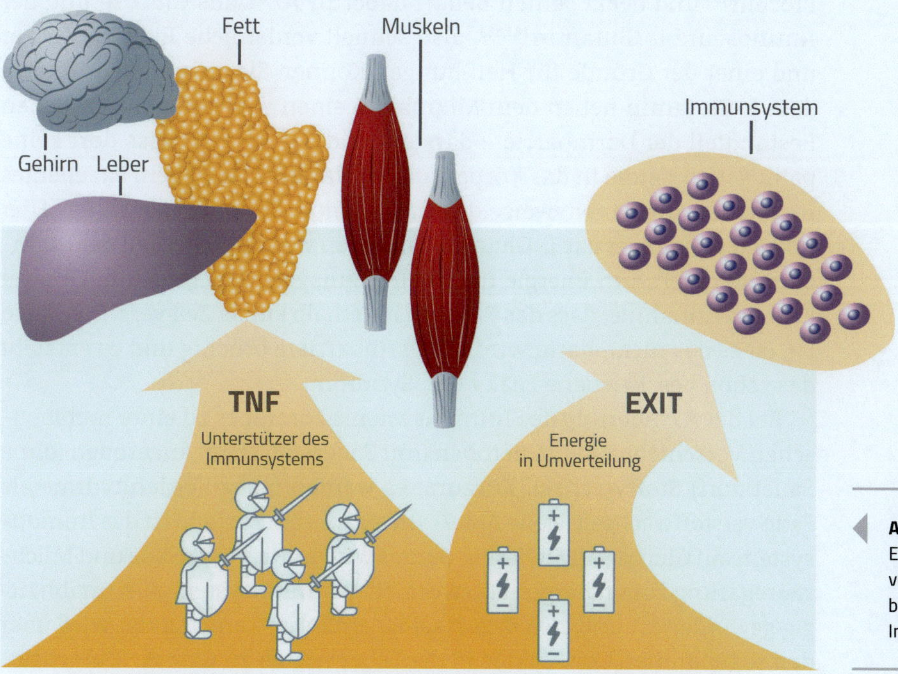

Abbildung 13: Energieumverteilung bei aktivem Immunsystem

Ein aktiviertes Immunsystem kann die Rezeptoren für alle anderen Organsysteme blockieren und somit verhindern, dass diese mit Energie versorgt werden. Insulin wird immer ausgeschüttet, wenn »Zucker« im Blut registriert wird. Das geschieht einerseits durch Nahrung und außerdem durch die Stresshormone Cortisol, Adrenalin und Noradrenalin. Also immer, wenn psychischer, immunologischer oder körperlicher Stress alleine und in Folge als untrennbare Einheit auftreten. Ein erhöhtes Insulin ist das Leitsymptom für den Diabetes Typ 2 – die Insulinresistenz. Insulin löst in seiner normalen Funktionsweise ein Sättigungsgefühl[156] aus und ist wachstumsfördernd. Deswegen spritzen sich dopende Sportler nicht nur Anabolika, sondern auch Insulin. In der Folge kann dies aber an insulinsensiblem Gewebe wie Hautzellen zu Akne[157], Altersflecken[158] und Hautanhängseln führen.

Der Körper stellt sich somit in den Dienst des Immunsystems, indem dies das Verhalten auf Energiesparen (müde, schlapp, lustlos) sowie eine Verschiebung der Energie weg von den Organen hin zum Immunsystem stellt[159]. **Selbst lokale Entzündungen können, wenn nicht geheilt, über eine Aktivierung des Sympathikus zu einer Entzündung des gesamten Körpers führen[160] und neben den oben erwähnten Verhaltensveränderungen auch zur Einstellung von Muskel-, Gehirn-, Darm- und sexueller Aktivität führen.**

Ein aktiviertes Immunsystem steigert seinen Stoffwechsel bis zu 300 Prozent[161] und deckt seinen Bedarf dabei zu 70 % aus Glucose und der Aminosäure L-Glutamin[162,163], also schnell verdauliche Einfach-Zucker und einer der Gründe für Heißhunger. Können Sie sich noch erinnern, dass L-Glutamin neben dem Mikrobiom einen wichtigen wesentlichen Bestandteil der Darmbarriere darstellt und dafür sorgt, dass dort keine pathogenen Keime in das Körperinnere gelangen? Das ist ein exzellentes Beispiel für die Arbeitsweise des Organismus. Er denkt nur an das Hier und Jetzt, indem er das L-Glutamin als einen wesentlichen Teil der Darmbarriere opfert, um Energie für das Immunsystem zu erhalten. Dies tut er in der Annahme, dass das Problem innerhalb kurzer Zeit verschwunden ist. Ist es das nicht, dann wird die Darmbarriere brüchig und es entsteht das schon beschriebene Leaky Gut-Syndrom.

Bei der Aktivierung des Immunsystems kommt es zu einer metabolischen Verschiebung vom aeroben (mit Sauerstoff) zum anaeroben (ohne Sauerstoff) Stoffwechsel. Kurzum, es werden mehr Kohlenhydrate als Fette verstoffwechselt (siehe Abb.7). Im aktivierten Zustand ist das Immunsystem auf Glucose angewiesen. Daraus wird mittels Glykolyse und Milchsäuregärung Laktat hergestellt, womit das Immunsystem nun unabhängig geworden ist und sich damit selbst ernähren kann. Laktat wird über den sogenannten Cori-Zyklus in der Leber wieder zu Glucose umgebaut.

Damit ist das aktive Immunsystem auch unabhängig von Glucose, Sauerstoff und Nährstoffen.

Es braucht also fast keine Fette und Aminosäuren über die Nahrung mehr, sondern nur ausreichend schnell verwertbare Nahrung, die wir meist in Heißhunger-Attacken zuführen[164]. Interessanterweise ist es in den letzten Jahren zu einer Reduktion der Vielfalt der Lebensmittel gekommen, in Richtung Kohlenhydrate und schnell verfügbaren Zuckern, was mit einem starken Anstieg chronischer Erkrankungen korreliert[165].

Was hat der Körper zu bieten, um das Immunsystem zu füttern?

Bindegewebe, das wesentlich aus Bestandteilen der extrazellulären Matrix besteht, und Muskulatur sind für das unmittelbare Überleben nicht oder kaum notwendig und werden deshalb zu Beginn abgebaut. So werden nicht nur Teile der extrazellulären Matrix[166], sondern auch Aminosäuren wie L-Glutamin[162], Tryptophan[167], Tyrosin[168] und weitere sowie Teile der Muskulatur abgebaut, um die Aufrechterhaltung der Energieversorgung zu gewährleisten.

Die Aminosäure Tyrosin ist die Vorläufer-Substanz von Dopamin, Adrenalin, Noradrenalin, Melanin sowie dem Schilddrüsenhormon Thyroxin. Da ein aktiviertes Immunsystem immer mit einer Aktivierung der Stresssysteme (Adrenalin und Noradrenalin) einhergeht, scheint es dort zu einer Umverteilung zu kommen, weg von Schilddrüsenhormonen in Richtung der Stresshormone. **Vielleicht ein Grund, warum viele Menschen eine Schilddrüsen-Unterfunktion haben.**

Neben Tyrosin ist es vor allem die Aminosäure Tryptophan, die gerne vom Immunsystem über einen Stoffwechselprozess – man nennt diesen Kynurenin-Stoffwechsel – dazu genutzt wird, Energie herzustellen. Tryptophan ist dabei die Vorstufe von Serotonin und Melatonin. Serotonin, das Glückshormon, kennen die meisten. Es wird zu 80 % im Darm produziert[169] und ist wesentlich an einer optimalen Verdauung beteiligt. Melatonin ist das Schlaf- und Regenerationshormon und wird in der Folge aus Serotonin produziert. Wird Tryptophan als Energieträger vom Immunsystem abgezogen, kann es dadurch zu einem Mangel von Serotonin und Melatonin kommen. Das führt in der Folge zu Verdauungsproblemen, Unglücklich sein und Schlafproblemen, was die drei Leitsymptome einer Depression darstellen. Es mag vielleicht ein Zufall sein, aber Studien weisen genau darauf hin[168].

4.4 MUSKULATUR IM DIENST DES IMMUNSYSTEMS

Muskulatur als großes Körperorgan wird bevorzugt über das Stresssystem abgebaut, um Energie für das Immunsystem zu liefern[170]. Dabei ist es vor allem das Zwerchfell, das 24 Stunden am Tag arbeitet; dort ist am meisten einzusparen. Der Organismus wird Muskulatur natürlich nicht bis zuletzt abbauen, denn er möchte sich gerne auch noch fortbewegen. Interessanterweise zeigen Studien nicht nur einen ziellosen Abbau von Muskulatur, sondern auch eine gezielte Reduzierung der Typ 1 Slow twitch – der langsam zuckenden Fasern, die wir vor allem für ausdauernde und statische Belastungen benötigen, unter Erhalt der Typ 2 Fast twitch – der schnell zuckenden Fasern für kurze schnelle Belastungen. Darauf weisen Studien bei chronischen Entzündungskrankheiten wie die systemische Polymyositis, Dermatomyositis, rheumatoide Arthritis, chronische Lungenerkrankung und chronische Herzinsuffizienz hin[171-174]. Es liegt nahe, dass ein aktives Immunsystem, das seine Energie zum größten Teil ohne Sauerstoff produziert, Wert darauf legt, dass im Körper noch Muskelfasern vorliegen, die nur mit Sauerstoff kontrahieren.

Dieser Muskelfaserumbau scheint wohl alle Muskeln des Körpers zu betreffen, doch lassen Sie uns mal einen Blick auf zwei Muskeln werfen, die als große »Trouble Maker« gelten, wenn sie unter anderem durch schnelle Ermüdung zu Einschränkungen führen. Der Hauptatemmuskel (das Zwerchfell) und der Hüftbeuger, der Musculus psoas major. Im Muskel psoas major dominiert der Fasern-Typ 1 (langsam) gegenüber dem Typ 2 (schnell)[175,176].

Werden nun durch chronische Entzündungsvorgänge[151] im Körper die Typ 1 Fasern abgebaut, dann wird der Hüftbeuger bei Belastung schneller ermüden und in der Folge eher verspannen. Durch seine Lage an der Innenseite der Lendenwirbelsäule kann er großen Einfluss auf die Körperstatik haben und somit zu Schmerzen führen. Jeder Therapeut hat diesen Muskel schon behandelt und teils sensationelle Erfolge erzielt.

Das Zwerchfell ist zuständig für eine stetige rhythmische Muskelaktivität und muss sehr resistent und muss sehr resistent gegen Ermüdung sein. Deswegen dominiert wie beim Musculus psoas major der langsam, aber ausdauernd arbeitende Typ 1[177-179].

Was sind die Gründe für so ein Verhalten des menschlichen Organismus?

Man geht davon aus, dass es evolutionär wichtig war, auch bei starker chronischer Entzündung, die wir uns bei Verletzungen, Kämpfen oder Krankheiten zugezogen haben, noch eine kurze Zeit bewegungsfähig zu bleiben.

Letzte Reserve

Stellen Sie sich das ungefähr so vor:
Sie liegen todkrank da und um die Ecke sehen Sie einen Säbelzahntiger kommen. Jetzt können Sie schnell aber kurz reagieren. So retten Sie sich nach einem 20-Meter-Sprint auf einen Baum. Mehr hätten Sie wahrscheinlich nicht geschafft. Diese Verhaltensweisen können wir sehr gut in einer Supermarktschlange beobachten, wenn eine neue Kasse geöffnet wird. Es ist faszinierend, wie schnell sich die meisten Kunden bewegen.

Muskulatur scheint ein wichtiger Bestandteil im großen Spiel des egoistischen Immunsystems zu sein und kann uns sogar einen Hinweis liefern, wann wir sterben. Große Studien über sechs Jahre und fast 143.000 Probanden wurden untersucht und stellten einen Zusammenhang zwischen der Handkraft und dem Sterberisiko[180] dar. Weitere Studien belegten auch eine Korrelation von Muskelverlust und erhöhter Sterberate[181-183] und im umgekehrten Fall, dass das optimal ausgebildete Muskel-System für ein langes gesundes Leben spricht[184-186].

Die Aufrechterhaltung der körperlichen Leistungsfähigkeit scheint eine Schlüsselstrategie zu sein, die zu einem gesunden Altern führt.

Zahlreiche Studien weisen auf die Bedeutung von Muskelgröße und Muskelkraft auf Langlebigkeit und Gesundheit beim Menschen hin. In diesen Studien konnte man zwar nachweisen, dass Muskulatur einen lebenserhaltenden Effekt hat, aber nicht warum.

Ein Zusammenhang zur extrazellulären Matrix wurde dort nicht bearbeitet und genau diese »könnte« das ausschlaggebende fehlende Puzzlestück sein. Die Studien korrelieren und weisen auf die Bedeutung von Muskelkraft und Größe hin sowie auf die darwinistische Aussage »Survival of the Fittest«, da klar ist, dass die stärksten, fittesten Individuen eher länger und gesünder leben werden[187-189]. Lassen wir das mal hier so stehen.

Man könnte meinen, das Buch endet hier, weil es den Anschein erweckt, man könnte das Immunsystem und damit alle in Folge auftretenden Probleme beruhigen. Erst ein Blick in den zweiten Teil von »Das Symptom ist ein Lügner« wird zeigen, dass Muskulatur und Bewegung zwar wichtig sind, aber nicht die Lösung aller Probleme darstellen. Es ist »leider« nicht der Heilige Gral, wie viele sportbegeisterte Menschen vermuten. Sonst hätten alle Hobby- und Leistungssportler keine chronischen Erkrankungen, und das ist bekannterweise nicht der Fall.

Bewegung verschlimmert in den meisten Fällen das ursächliche Problem und ist eine Art Schmerzpille.

Das Immunsystem besitzt verschiedene Möglichkeiten, sich immer wieder mit Energie zu versorgen. Diese hier ausgewählten Beispiele der Aminosäuren und Muskulatur zeigen nur einen kleinen Teil der Reaktivierungsstrategien auf. Es gibt noch weit mehr, die aber den Rahmen dieses Buches sprengen würden. Sie sind eigentlich auch unwichtig, denn warum sollen wir uns um Reaktivierungsstrategien des Immunsystems kümmern, wenn doch die Ursache der Stress in jeglicher Form ist und wir versuchen sollten, diesem gewachsen zu sein. Wie kann man sich die Interaktion dieser Körpersysteme bildhaft vorstellen?

4.5 DER MENSCH ALS STAAT

Um sich dieses komplexe Zusammenspiel besser vorstellen zu können, bietet sich die bildhafte Darstellung vom Menschen als Staat an (siehe Abb. 14). Wäre der Mensch ein Staat, so könnte man ohne Zweifel das Gehirn als seine Regierung anerkennen. Es ist der Denker, Lenker und Entscheidungsträger. Entscheidungen müssen so getroffen werden, dass es jedem einzelnen Bürger, also jeder Zelle gut geht und die Grundbedürfnisse befriedigt sind. Diese sind unter anderem die Bereitstellung von genügend Bau- und Nährstoffe, damit jeder Bürger seiner Arbeit nachgehen und somit der Staat als solches funktionieren kann. Die Bau- und Nährstoffe sind somit das monetäre Zahlungsmittel, also die Energie des Körpers. **Die Versorgung der Grundbedürfnisse ist dabei wie ein Grundgesetz, also in der Genetik über die Evolution über Jahrtausende von Jahren festgeschrieben.** Aber es gibt auch neue oder veränderte Gesetze, um auf die aktuellen Anforderungen unserer Umwelt eingehen zu können – die Epigenetik. Damit ein Staat funktioniert, braucht es verschiedene Ministerien sowie eine florierende Wirtschaft. Das Wirtschaftsministerium wird am besten durch die Leber beschrieben, denn die Leber ist wie die Industrie auch am Auf- und Abbau sowie Umwandlung und Speicherung von Rohstoffen, Produkten und Abfall beteiligt. Damit die Industrie auch wirtschaftlich arbeiten kann, benötigt sie ein Verkehrsministerium, damit das Transport- und Handelsnetz einwandfrei funktioniert – unser Herz-Kreislauf-System.

Während die Leber im Normalzustand (Friedenszeit) wichtige Jobs wie Stoffwechsel, Hormonbildung (z. B. Schilddrüsen T3) und Filterung sowie Entgiftungsfunktionen übernimmt, ist ihre Aufgabe bei chronischen Erkrankungen (Kriegszustand) darauf angelegt, alle »aktuell« unwichtigen Funktionen einzustellen, um vermehrt Energie für das Immunsystem zu produzieren. Jedes Land wird im Kriegszustand z. B. die Automobilproduktion einstellen, um Panzer zu produzieren.

Normalerweise heilen Entzündungen nach circa 5 - 7 Tagen ab und der kurzzeitige hochaktive Kriegszustand (Entzündung) wirkt sogar schützend für den gesamten Staat. Bei chronischen Entzündungen allerdings bleiben diese Aufgabengebiete tendenziell Richtung Kriegszustand erhalten. Dieser Kriegszustand geht auch nicht an dem Finanzministerium vorbei.

Die Schilddrüse arbeitet als Finanzministerium und genehmigt in letzter Instanz, ob ein Ministerium (Organ) vermehrt Geld (Energie) bekommen kann oder sparen (Energiemangel) muss. Die Verteilung begehrter

Energie ist eine heikle Sache und muss nach Priorität erfolgen. Geht es dem Organismus Mensch gut und er befindet sich in Friedenszeiten, kann in Luxus wie Straßenbau oder Renovierung (Haut- und Haarwachstum, Fortpflanzung, Fettverbrennung, Regeneration, Muskelwachstum) investiert werden. Das bedeutet, die Ministerien für Inneres (Herz, Leber, Niere), für Sport (Muskeln, Bindegewebe und Bewegung) und das Ministerium für Kunst (Haut, Haare, Fingernägel) erhalten alle genug Geld (Energie). Der Staat muss allerdings auch seine Handelsstraßen und Landesgrenzen beschützen und bewachen, wofür das Ministerium für Verteidigung (Immunsystem) zuständig ist. Das Militär und die Polizei bewachen uns vor Eindringlingen und sie sind vor allem an den Landesgrenzen, zum Beispiel an unserer Haut, aber auch an der Oberfläche des Darmes in hoher Anzahl präsent. Hat das Gehirn, also die Regierung, die Kontrolle, spielt sich alles in einem mehr oder weniger geordneten Rahmen im Sinne des egoistischen Gehirns ab. Alle Energie wird zum Gehirn transportiert und dort trifft es in Absprache mit dem Finanzminister (Schilddrüse) die Entscheidung, wer wieviel Geld (Energie) bekommt. Alle Ministerien bekommen genug Energie und das Militär ist zwar da, verbraucht aber nicht viel Energie.

Was passiert, wenn der Feind (Pathogene, Bakterien) die Staatsmauer (Darmbarriere) überwunden hat und die schützenden Mauern zerstört hat?

Die feindlichen Angreifer strömen in großen Massen in das Staatsinnere und verbreiten sich dort. Es herrscht Kriegszeit und das egoistische Immunsystem (das Militär) übernimmt nun die Kontrolle über den Staat Mensch. Das Militär benötigt nun mehr Ressourcen und muss mit Energie versorgt werden. Den anderen Ministerien wie Ministerium für Inneres (Organe), Sport (Muskeln, Bindegewebe und Bewegung), Kultur und Bildung (Gehirn) wird Energie abgezogen und die Aktivität nach unten reguliert.

Abbildung 14: Der Mensch als Staat

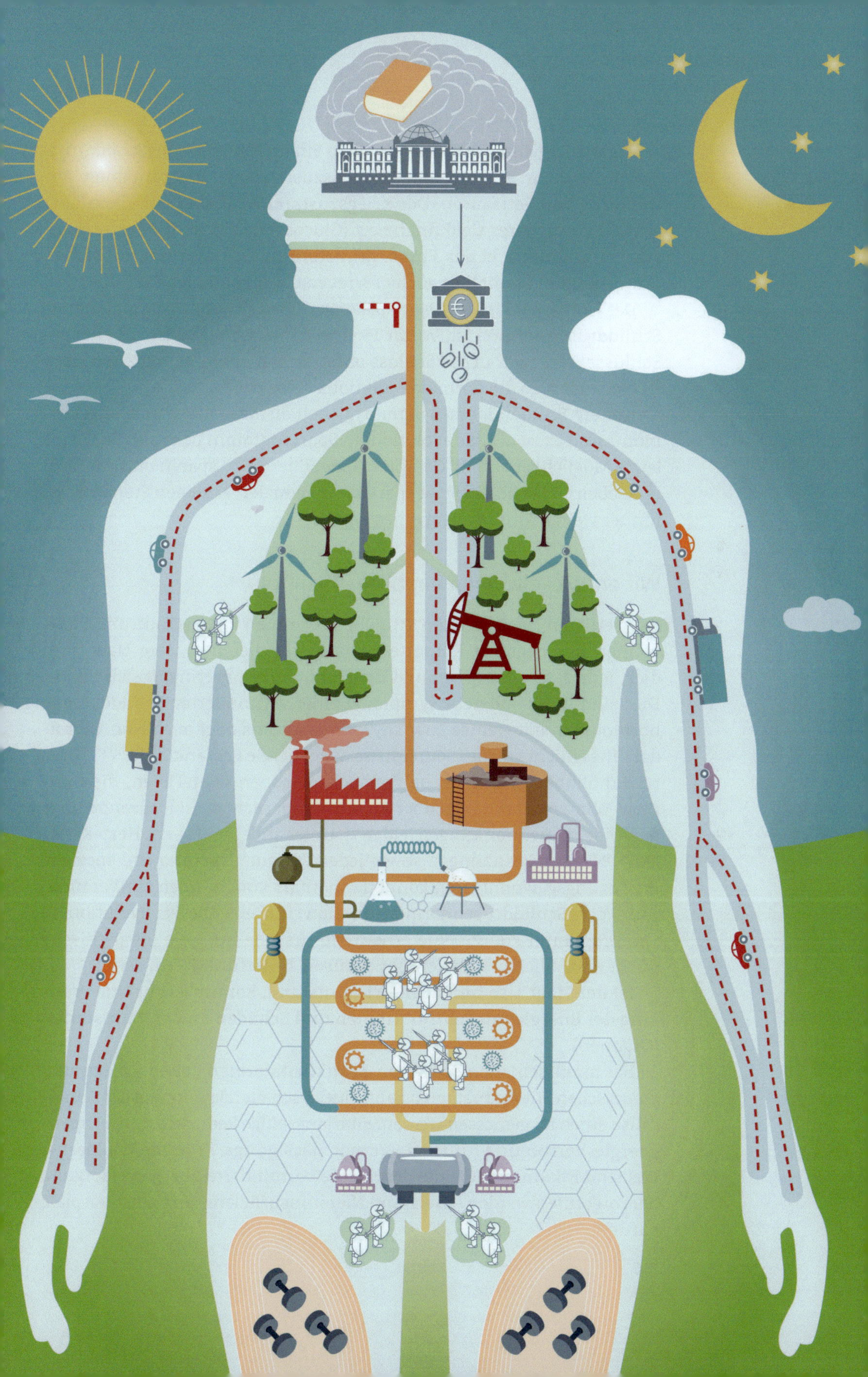

Diese Energieumverteilung geht dem Finanzministerium (Schilddrüse) zu schnell, denn es arbeitet im Friedenszustand eher langsam unter Verwendung von Fettsäuren. Der Kriegszustand wird aber vor allem über schnell verfügbares Geld finanziert (Glucose) und das Militär (Immunsystem) unterdrückt das Finanzministerium (Schilddrüse) mit seinen Truppen (man nennt dies auch rT3-reverse (umgedrehtes T3).

Das Hormon rt3 ist der Gegenspieler von T3, welches das normale aktive Schilddrüsenhormon ist. Wenn T3 eine Tür aufschließt, ist rT3 eher ein Schlüssel, der zwar in das Schloss passt, sich aber nicht umdrehen lässt. Es blockiert also die normale Funktionsweise des T3.

Neuere Studien identifizieren rt3 auch als das Überwinterungshormon – und es ist als das evolutionäre Sparprogramm bekannt. Es gilt als letzte Möglichkeit, um in Gefahrenzeiten Energie zu sparen und damit zu überleben[190]. Wenn der Staat spart, dann reduziert er seinen Stoffwechsel immer weiter, ähnlich dem eines Reptils.

Wir entwickeln einen Reptilien-Phänotyp[149]

Wir verlieren Haare, frieren schnell, bekommen kalte Hände und Füße, können nur begrenzt Körpertemperatur regulieren, unsere Haut wird dick, ledrig, faltig, trocken und die Fruchtbarkeit verringert sich rapide. Dies sind unter anderem Symptome einer verminderten Schilddrüsenhormonaktivität – eines Low Thyroid Syndroms oder auch Non-thyroidal illnes (nicht von der Schilddrüse ausgehende Erkrankung)[191,192]. Diese rt3-Erhöhung findet man bei Versuchspersonen oder Tieren, die hungern, Winterschlaf halten oder an schweren, nicht schilddrüsenbedingten Allgemeinerkrankungen leiden[193]. Unter anderem Leber-, Herz-Kreislauf-, Nierenerkrankungen sowie jedes Trauma, Operationen, spezielle Ernährungsgewohnheiten können innerhalb von Stunden zur Veränderung der Schilddrüsenhormonfunktion führen. Dieses evolutionäre Sparprogramm könnte eine ernsthafte Ursache für viele idiopathische (nicht ursächlich bekannte) Schilddrüsen-Unterfunktionen sein.

Ist der Staat also im Dauer-Kriegszustand, kommt es zur Umverteilung der Energie mit Fehlfunktionen und Schäden an den Ministerien (Organen).

Bei praktisch allen schweren Krankheitsformen sowie akuten und chronischen Stresssituationen kann eine abschaltende Wirkung der Schilddrüse durch rt3 gemessen werden. Eine langzeitige Reduzierung der Organenergie-Versorgung führt zu »Vernachlässigungs-Krankheitsbildern«. Das sind Erkrankungen, die durch eine verminderte Energieversorgung hervorgerufen werden – Herz und Niereninsuffizienz sind gute Beispiele dafür[194].

Diese Einsparungen sieht der Organismus als notwendig und sinnvoll an, um sich langfristig vor Organversagen und Tod zu schützen. Die Auswirkungen eines längerfristigen erhöhten Kriegszustands (erhöhtes rt3) machen sich in einer vorhersehbaren Reihenfolge bemerkbar. Nicht überlebensnotwendige Organe und Strukturen werden stetig abgebaut. Dazu zählen Muskulatur, Bindegewebe (Bänder, Sehnen), Haare und Nägel. Vitale Organe (Leber, Niere, Verdauungstrakt) werden gehemmt. Die Leistung des Gehirns (Gedächtnis, Lernfähigkeit) verringert sich und der Abbau geht bis zur Erkrankung der überlebensnotwendigen Organe wie Lunge und Herz. **Gelingt es dem Staat nicht, den steten Zufluss von neuen Bakterien und Pathogenen zu unterdrücken, bleibt das Militär an der Macht.** Dies nennt man auch eine Low Grade Inflammation.

4.6 LOW GRADE INFLAMMATION – DIE NIEDERGRADIGE ENTZÜNDUNG

Die Low Grade Inflammation scheint die Ursache aller Ursachen zu sein. Die Bedeutung der chronischen Low Grade Inflammation, in der Welt der Wissenschaft, ist inzwischen klar[74]. Chronisch entzündliche Erkrankungen sind eine der Hauptursachen für Morbidität und Beeinträchtigung der Arbeit und des sozialen Lebens. Sie sind laut WHO für 35 bis 52 Millionen Todesfälle jährlich verantwortlich[195]. In den letzten Jahren hat sich gezeigt, dass sie die Grundlage für viele, wenn nicht gar alle typisch westlichen Erkrankungen sind, die sich auf das Stoffwechselsystem konzentrieren. Es ist die Kombination aus übermäßigem Körpergewicht, gestörter Glukosehomöostase, Bluthochdruck und Dislipidämie (das tödliche Quartett), die ein Risiko für Diabetes mellitus Typ 2, Herz-Kreislauf-Erkrankungen, bestimmte Krebsarten (Brust, Dickdarm, Bauchspeicheldrüse), neurodegenerative Erkrankungen (z. B. Alzheimer-Krankheit), Schwangerschaftskomplikationen (Schwangerschaftsdiabetes, Präeklampsie), Fruchtbarkeitsprobleme (polyzystisches Ovarialsyndrom) und andere Krankheiten sind[196].

Die Low Grade Inflammation oder auch Silent Inflammation (stille Entzündung) ist vergleichbar wie die Glut eines Lagerfeuers, die man nie ganz erlöschen lässt – so schwelt auch die Entzündung vor sich hin.

Die notwendige Reizstärke, die man zwingend benötigen würde, damit eine Entzündungsreaktion gezielt gestartet und dann wieder beendet werden kann, reicht meist nicht aus oder ist meist einfach unmöglich zu erreichen. Diese niedergradig schwelende Entzündung erzeugt gewissermaßen viel schädlichen Rauch, aber nie eine wirklich gute Hitze und verbraucht dabei Unmengen an Energie. Eine wirklich gute Hitze, also ein »schön leckeres Fieber« kostet extrem viel Energie und die kann der Körper nicht ständig aufbringen. Er haushaltet also mit seiner Energie, indem er körpereigene Strukturen wie Bindegewebe (extrazelluläre Matrix, Sehnen, Bänder, Haut) abbaut und fährt Organfunktionen, die nicht für das unmittelbare Überleben notwendig sind, herunter[197,198]. Von diesem Energieverteilungsprozess sind vor allem Darm (Verdauungsprobleme), Fortpflanzungsorgane (Unfruchtbarkeit), Muskulatur (Verletzungsgefahr) und das Gehirn selbst (sozialer Rückzug) betroffen[137,199]. Dieses evolutionäre Verhalten ist mit einem einzigen Ziel verbunden: Energie zu sparen und weitere Schäden zu vermeiden[200].

Jetzt wird klar, warum das Immunsystem die Kontrolle über das Verhalten an sich reißen kann und das Gehirn sich dem unterordnen muss.
Es geht ums Überleben. Danke, Immunsystem.

Im Kapitel »Wer hat das größere Ego« habe ich angedeutet, dass der physiologische Wechsel zwischen den beiden egoistischen Systemen, damit sie sich nicht in die Quere kommen, über einen Tag-Nacht-Wechsel stattfindet.

Tagsüber schalten die immunhemmenden Stresshormone wie Cortisol und Adrenalin sowie entzündungshemmende Myokine das Immunsystem »ab«. Myokine sind hormonähnliche Botenstoffe, die von der Muskulatur bei Bewegung und Kontraktion ausgeschüttet werden. Nachts übernimmt das Immunsystem in Zusammenarbeit mit Wachstumshormonen, Prolaktin und Melatonin die Kontrolle. Dieser Tag-Nacht-Rhythmus ist unser 24-Stunden-Biorhythmus und extrem wichtig für uns.

4.7 BIORHYTHMUS – EIN NATURGEGEBENES GESETZ

Biorhythmus wird in der Medizin als ein Lebensrhythmus eines jedem Menschen oder Lebewesen, vom Beginn bis zum Ende seines Lebens, bezeichnet. Er unterliegt periodischen Schwankungen, welche einer Sinuskurve ähneln und daher sehr wellig verlaufen.

Der Biorhythmus beeinflusste schon die ersten Lebewesen auf der Erde. Schon lange bevor ein Lebewesen einen Schritt auf diese Welt setzte, wurden Einzeller von Urkräften begleitet. Vor allem durch natürliche Einflüsse wie Tag und Nacht, Licht und Dunkel oder Wärme und Kälte. Der Biorhythmus ist also schon sehr lange unser steter Begleiter. Umso wichtiger, ihn mal genauer zu betrachten.

Der Biorhythmus beeinflusst nicht nur physische und intellektuelle Leistungsfähigkeiten des Menschen, sondern neben dessen Gemütszustand auch dessen ganzheitliche Verfassung und gesundheitliches Wohlbefinden.

Er steuert zahlreiche wichtige Vorgänge und gibt dem Körper vor, wann er aktiv sein kann und wann er Ruhepausen braucht. Zusätzlich steuert er den Blutdruck, den Hormonhaushalt und die Körpertemperatur.

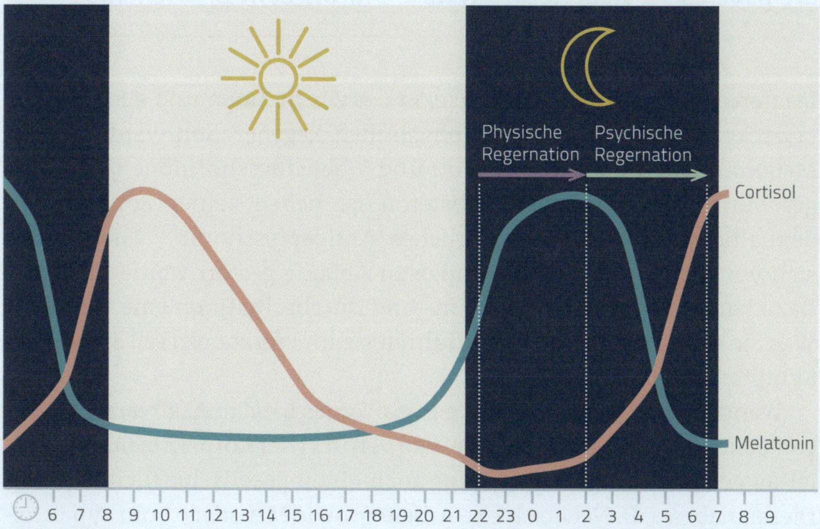

Abbildung 15: Biorhythmus

Aktuelle Studien zeigen, dass die Kognition, also logisches Denken und Stimmung, durch die biologische Uhr bestimmt werden[201]. Das bedeutet im Umkehrschluss, dass alle wichtigen Funktionen bei einer Dysregulation nicht mehr einwandfrei ablaufen.

Es gibt viele Rhythmen im menschlichen Organismus. **Der Biorhythmus reguliert den Schlaf-Wach-Rhythmus und damit die Ausschüttung von zwei wichtigen Hormonen (siehe Abb. 15).** Die Aufeinanderfolge von Schlaf- und Wachphasen folgt generell dem Tag-Nacht-Rhythmus und hängt vom Wechsel zwischen Tageslicht und Dunkelheit ab.

Das Hormonsystem

Es werden eine Vielzahl unterschiedlichster Hormone nach einem streng organisierten Schema ausgeschüttet. So z. B. das oben bereits genannte Stresshormon Cortisol, das zwischen zwei und acht Uhr morgens zunimmt (um Energie bereit zu stellen), um danach mit zunehmender Tageszeit abzufallen und auf das Minimum zwischen 16 und 24 Uhr zu sinken. Im Gegensatz dazu ist die Konzentration des Schlafhormones Melatonin in der Nacht am höchsten und nimmt mit zunehmender Helligkeit wieder ab. Das Hormon Melatonin ist im Organismus das Regenerations- und Wiederherstellungshormon. Wenn dies nicht oder nur unzureichend ausgeschüttet wird, ist Heilung und Regeneration in der Nacht und allgemein nicht möglich.

Die physische Erholung findet dabei von 22 bis 2 Uhr statt, die psychische Regeneration ab 2 Uhr bis zum Erwachen.

Letzteres ist die REM Schlafphase, in der wir träumen und auch leichter erweckbar sind. Während der physischen Regeneration werden neben Melatonin auch noch Testosteron und Wachstumshormone (STH) ausgeschüttet. Das Hormon Testosteron ist neben seiner Funktion als Sexualhormon auch ein natürliches Antidepressivum[202]. Sie können sich vorstellen, dass diese komplexen Abläufe gestört werden können. Dazu kann es kommen, wenn Ein- und Durchschlafprobleme vorliegen. Was Sie dagegen tun können, erfahren sie im Workbook (Teil 3 von »Das Symptom ist ein Lügner«).

Wenn sie schon mal eine Reise in ein fernes Land mit Zeitverschiebung gemacht haben, dann wissen Sie, wie verrückt der Körper spielt. Das wird Jetlag genannt. Es gibt allerdings auch einen gesellschaftlichen Jetlag. Diesen haben z. B. Nachtschicht-Arbeiter sowie Menschen vom Typ Langschläfer. Die Lerchen – oder auch Frühaufsteher – haben kein Problem, früh aufzustehen, um zur Schule oder zur Arbeit zu gehen. Die Eulen – oder Langschläfer – würden gerne ein bis zwei Stunden länger schlafen und wären dann bereit. **Diese befinden sich also fast täglich in einem gewissen gesellschaftlichen Jetlag.** Auch die ständige Erreichbarkeit und der Einfluss des blauen (Smartphone-) Lichts machen dem Biorhythmus zu schaffen. Das blaue Licht ähnelt dem blauen Himmel bei Anbruch des Tages. Das bedeutet für den Organismus: Es ist Tag, obwohl es kurz vor dem Zubettgehen ist.

Wenn der Biorhythmus durcheinander kommt, dann können die Aktivitäts- und Entspannungs-Wechselwirkungen nicht optimal aufeinander abgestimmt werden. Diese Phasenabstimmung zwischen Aktivität und Entspannung wird z. B. durch Stress (körperlich, psychisch) entkoppelt. Diese Entkopplung wieder rückgängig zu machen ist nur während des Schlafes bei Anwesenheit von Melatonin möglich. Melatonin wird nur durch Dunkelheit produziert, da der menschliche Organismus seit jeher die Dunkelheit als Zeichen der beginnenden Nachtruhe sieht.

Der Biorhythmus sorgt zusammenfassend für interne Ordnung in der Komplexität des Körpers. Jede anhaltende Befindlichkeit, Störung und chronische Krankheit wird von Störungen des 24-Stunden-Rhythmus begleitet[203,204]. Eine 2019 veröffentlichte Studie im höchst angesehenen Fachjournal Nature belegte, dass eine Fehlausrichtung der Schlaf-Wach-Rhythmik zu einer Insulinresistenz (Diabetes Typ 2) beitragen kann[205]. Ein geregelter Biorhythmus ist ein Grundstein unserer Gesundheit.

Man könnte sagen: Ohne geregelten und abgestimmten Biorhythmus können wir nicht gesund sein oder werden.

Eine Studie von 2019 zeigte, dass Melatonin positiv auf die EZM wirkt und damit gleichzeitig in dieser Studie die Bandscheibe schützt[206]. Es wirkt aber auch bei Nieren, Herz, Entzündungen[207], Bluthochdruck[208], Tinnitus[209]. Des Weiteren ist es ein Kommunikator zwischen Immunsystem und Nervensystem[210]. Ein ausreichender Schlaf in Anwesenheit von Melatonin ist ein entscheidender Punkt, um gesund zu sein und gesund zu werden.

Da der Mensch circa 1/3 seines Lebens mit Schlafen verbringt, lohnt es sich, etwas Gehirnschmalz in Voraussetzungen für einen guten Schlaf zu investieren.

Also was hemmt eigentlich Melatonin?

Gerade Migränepatienten suchen mit Hilfe von Melatonin Linderung. Wie machen sie das? Ein richtiger Migräneanfall verlangt die Dunkelheit und erst der Schlaf gibt Linderung. Dunkelheit und Schlaf bedeuten Melatonin-Ausschüttung. Man könnte es sozusagen einen allerletzten Ausweg des Organismus nennen, der salopp sagt:

»Ich kann absolut nicht mehr, leg dich hin, schlaf und gib mir die Zeit zu regenerieren.«

Ist Migräne also die Ursache – oder das Symptom? Was meinen Sie?

Oft ist ein ungeregelter Biorhythmus eine Art Erstschlag. Entweder wegen zu wenig oder nicht erholsamen Schlaf, einen sozialen Jetlag durch Nachtschichten, Einschlaf-Durchschlafprobleme, Gedankenkreisen oder durch zu frühes Aufstehen eines Langschläfers.

Das Stresssystem ist neben später Nahrungsaufnahme und blauem Licht der größte Einflussfaktor auf Melatonin. Das Schlafhormon Melatonin steht im direkten Verhältnis zum Stresshormon Adrenalin und Noradrenalin. Menschen, die nicht gut einschlafen, haben meist eine Aktivierung der Amygdala – dem Angstzentrum im Gehirn. Das ist in der Hinsicht logisch, da es nicht möglich ist, total gestresst zu schlafen.

Lange dachte man, der Biorhythmus wird durch den Tag/Nacht-Rhythmus gesteuert. Doch 2017 wurde der Nobelpreis für Medizin an drei Personen vergeben, die herausfanden, wie der Biorhythmus eigentlich tatsächlich gesteuert wird. Sie identifizierten die »Clock Genes« – die Uhr-Gene[211]. Das ist das Gen, das den normalen biologischen Tagesrhythmus steuert.

Diese Gene passen mit exquisiter Präzision unsere innere Uhr an die unterschiedlichen Phasen des Tages an.

Isoliert man Menschen oder Tiere, dann scheinen sie ihren Biorhythmus zu behalten. Die innere Uhr tickt zwar dann nicht mehr synchron zum Tag/Nacht-Rhythmus, aber sie tickt. Ein großes Problem entsteht für Menschen, die in einer Nachtschicht arbeiten. Die »Clock Gene«, die über Jahrhunderte darauf ausgelegt wurde, den Menschen bei Dunkelheit schlafen zu legen, werden außer Kraft gesetzt. Menschen, die dauerhaft gegen ihre innere Uhr leben, müssen mit weitreichenden Folgen für die Gesundheit rechnen[212].

Wenn Melatonin der entscheidende Faktor in der Nacht ist, was ist dann sein Gegenspieler am Tag? In diesem Zusammenhang lassen Sie uns mal diesen wichtigen, von der Sonne abhängigen Faktor, betrachten.

4.8 SONNENVITAMIN D – MEHR ALS EIN KNOCHENHÄRTER

Von der Wiege bis zur Bahre begleitet uns die Sonne und damit auch das Vitamin D. Die Sonne, die seit jeher auf diesen Planeten scheint, hat schon die Lebewesen, die im Wasser lebten, beeinflusst. Lang bevor es überhaupt Knochenskelette an Land gab, hat die Sonne schon enormen Einfluss auf das Leben auf dem Planeten gehabt. Vitamin D beeinflusst Knochen, Darm, Immun- und Herzkreislauf-System, Bauchspeicheldrüse, Muskeln, Gehirn und die Kontrolle des Zellstoffwechsels[213]. Eine weitere Aufgabe ist seine Funktion als Co-Faktor bei der Serotonin-(Glückshormon-)Produktion[214]. Ein Mangel an Vitamin D kann also zu allen möglichen Krankheiten führen, das zeigen hunderte hochrepräsentative Studien[215]. Große Meta-Studien zeigen außerdem den Zusammenhang zwischen Befruchtung[216,217,218] und Kindsgesundheit auf. Studien, die 2007 veröffentlicht wurden, legten offen, dass 78,1 % der schwangeren und 53,9 % der nicht schwangeren deutschen Frauen einen Vitamin-D-Haushalt von 20 ng/dl hatten. **Das Robert Koch-Institut (RKI) machte 2012 in einer Stellungnahme deutlich, dass vermutlich mehr als die Hälfte aller Deutschen einen unzureichenden Vitamin-D-Status aufweisen.** Und das RKI setzt den Wert bei mindestens 20 ng/ml an.

Gerade bei Schwangeren sollte frühestmöglich allermindestens ein Wert von 40 ng/dl erreicht werden. Studien von tausenden Schwangeren in den vergangenen 15 Jahren haben sich dabei als sehr sicher erwiesen. Dass die Sonne nicht unser Feind sein kann, liegt auf der Hand.

Denn Jahrtausende lang war der Organismus Mensch in der Sonne und nicht im Büro.

Im Amazonas lebende Völker, die noch so leben wie unsere Vorfahren vor Tausenden von Jahren, haben einen Vitamin-D-Spiegel von circa 80-100 ng/dl. Prof. Dr. Jörg Spitz ist der deutsche »Vitamin-D-Papst« und kämpft, vor allem gegen die Desinformation über die Medien, für die Sensibilisierung in unserer Gesellschaft. Er hat ein ganzes Buch über Vitamin D geschrieben, in dem er unter anderem den Mythos aufgreift, dass Sonne alleine schon Vitamin D produziert. Wenn also jemand behauptet »Geh raus, wenn die Sonne scheint, dann reicht das für die Vitamin-D-Produktion«, dann betreibt er wissentlich oder unwissentlich Desinformation.

Warum reicht die körpereigene Vitamin-D-Produktion nicht aus?

Was wir wissen ist, dass eine Vorstufe von Cholesterin (7 Dehydro Cholesterol) die Ausgangssubstanz von Vitamin D in der Haut darstellt. Danach wird es in der Leber und anschließend in der Niere weiter umgewandelt. Gerade in chronischen Stress-Situationen hat die Leber ihre Stoffwechselaufgaben eingestellt, um Energie zu sparen (siehe Energieverteilung Abb. 12). Die Niere erhält ebenfalls weniger Energie und läuft auf Sparflamme.

Auch Cortisol, also das Stresshormon, führt zu einer Beeinträchtigung des Vitamin-D-Stoffwechsels[219]. Es gibt bestimmte Arzneimittel gegen Epilepsie, Krebs oder sogar pflanzliche Arzneimittel wie Johanniskraut, die als Vitamin-D-Räuber gelten. **Und meist ist es einfach so, dass wir zu wenig Sonne tanken.**

Da Vitamin D nur zu einem Bruchteil über pflanzliche und tierische Lebensmittel zugeführt werden kann, ist die Eigensynthese von Vitamin D extrem wichtig und mit einem geschätzten Anteil von 80 - 90 % für die Versorgung zuständig[220]. Die hierfür benötigte Strahlung kommt ganzjährig nur in den Regionen unterhalb des 35. Breitengrades vor (alles südlich des Mittelmeers). In nördlicher gelegenen Breiten nimmt die Intensität und Dauer an adäquater Strahlung ab und die Vitamin-D-Bildung wird, abhängig von der Jahreszeit, eingeschränkt[221]. Dies trifft auch auf Deutschland zu, das zwischen dem 47. und 55. Breitengrad liegt und wo somit die Eigensynthese von circa März bis September/Oktober möglich ist[222]. Und dann auch lediglich in der Mittagssonne zwischen 10 und 15 Uhr.

Die Faustregel lautet:

Nur wenn mein Schatten kürzer ist als meine Körpergröße, kann Vitamin D über die Haut gebildet werden.

Studien im Winter zeigen, dass gerade von Älteren ein Wert von unter 20 ng/dl erreicht wird und 38,4 - 52 % der Erwachsenen einen Vitamin-D-Mangel haben[223]. Gerade im Sommer müssen die Vitamin-D-Speicher gefüllt werden, um über den Winter zukommen.

Prof. Spitz geht sogar so weit und sagt, dass jeder, der im Winter nicht durch zusätzliche Vitamin-D-Aufnahme supplementiert, höchstwahrscheinlich einen Vitamin-D-Mangel hat. **Das Problem an einem Vitamin-D-Mangel: Man spürt ihn nicht direkt, nur seine Symptome.**

Um einen Wert von 20 ng/dl auf 30 ng/dl zu erhöhen, müsste man dem Organismus 200.000 IE (Internationale Einheiten) zuführen. Die meisten Ärzteempfehlungen beschränken sich auf 1000 IE pro Tag.

Dr. Ulrike Lemberg, Forscherin vom Robert Koch-Institut (RKI) hat ihre Dissertation[224] zu Vitamin-D-Mangel eingereicht. Das RKI ist eine von Steuergeldern finanzierte Einrichtung und ist 2012 zu faszinierenden Ergebnissen gekommen. Nur Kinder bis zu einem Jahr haben keinen Vitamin-D-Mangel. Der Grund ist, dass die meisten Schwangeren vorbeugend gegen Rachitis Vitamin D erhalten. Ab einem Jahr hat fast jedes Kind einen Mangel[225]. Eine weitere Studie, die mit Kindern in Wien durchgeführt wurde, zeigte, dass nur 10 % der Kinder im September/Oktober optimale Vitamin-D-Werte haben, um über den Winter zu kommen. Das bedeutet, ganze 90 % haben einen Mangel. Das heißt, diese Kinder, gleichwohl auch die meisten Kinder in Deutschland, wachsen mit einem Vitamin-D-Mangel auf und die Rechnung werden sie Jahre später bezahlen müssen. Ein Vitamin-D-Mangel alleine kann ein starker Risikofaktor für die Entstehung fast aller Krankheiten sein, der Sie nicht sofort umbringt, aber über den Faktor Zeit ein Erstschlag sein kann. Ein Vitamin D Mangel ist ein Puzzleteil, das sich auf den Gesamtorganismus auswirkt und zu großen Problemen führen kann. Der Mangel an Vitamin D soll hier beispielhaft auch für alle anderen wichtigen Vitamine und Nährstoffe wie Vitamin B12, Jod, Omega 3, Zink, Selen oder MSM (Methylsulfonylmethan) stehen.

KAPITEL

5 KRANKHEITEN ENTSTEHEN EINZIGARTIG

Alle Erkrankungen beruhen auf dem Zusammenwirken der Systeme. Warum wird jemand bei einem bestimmten Reiz krank und der andere nicht? Der menschliche Organismus ist ein komplexes Zusammenspiel aus den verschiedensten Systemen. Einige haben Sie schon kennengelernt. Es kommt darauf an, wo und wie der Krankheitsprozess seinen Anfang nahm und welche weiteren Traumata (Erstschläge) im Laufe des Lebens hinzukommen.

Das System Mensch wird das so lange kompensieren wie nur irgendwie möglich, bis es irgendwann nicht mehr kompensieren kann und es dekompensiert.

Ein Teufelskreis

Eine Kompensation ist ähnlich wie ein Betrieb. Wird ein Kollege krank, so müssen die anderen Kollegen dies auffangen; das ist eine Kompensation.
Sie übernehmen diese Arbeit eine gewisse Zeit, fangen aber irgendwann an zu meckern und werden aufgrund der dauerhaften Mehrarbeit ebenfalls krank. Das heißt, deren Aufgaben müssen dann wiederum andere Kollegen übernehmen. Ein Rattenschwanz, der in einem Teufelskreis endet und bis zur Schließung des Betriebes führen kann.
Beim Körper entspricht dies einem kompletten Zusammenbruch, der zu schwerer Krankheit oder Tod führen kann.

Sie können sich merken, Sie werden nicht krank, nur weil Sie sich ungesund ernähren oder keinen Sport treiben. Es ist immer die Summe aus allem und die Summe aus aktuellen Situationen und Traumata, sowie von allem aus der Vergangenheit.

Wenn Sie sich aber schlecht ernähren, ein Sturz, ein Autounfall geschieht, schlecht schlafen oder sich wenig bewegen, sind das alles für sich Erstschläge. Erstschläge sind negative Einwirkungen, die alleine nicht krank machen, aber in der Summe eine große Gefahr darstellen.

Symptome entstehen in »Unique Connect« Manier. Es besteht eine einzigartige Verbindung zwischen den verschiedensten Einflüssen aus Gewebe, Stress, Ernährung, Mangel an Essenziellem und vielem Weiteren (siehe Abb. 16 & 17). Und so ist es nicht unüblich, dass Patienten mit dem »gleichen Symptom« unterschiedlich behandelt werden müssen. Oder umgekehrt, dass Therapien die üblicherweise erfolgversprechend sind, nicht funktionieren.

5.1 ERSTSCHLAG – DAS FASS FÜLLT SICH

Der überwiegende Teil der Erkrankungen ist nicht über Nacht entstanden, sondern durch einen mehr oder weniger langen Entwicklungszeitraum. Erstschläge können Sie sich wie folgt vorstellen:

Wenn Sie ein Boxer sind, dann werden Sie nicht nach den ersten Schlägen umfallen. Außer der Schlag trifft zu 100 % ins Schwarze. Analog könnte ein Erstschlag ein Autounfall sein, der mit dem Gang ins Jenseits endet. Sonst kämpfen Sie immer weiter, doch mit jeder weiteren Runde nimmt Ihre Leistungsbereitschaft ab, bis Sie stattdessen in Runde 60 (60 Jahre) das Zeitliche segnen. Während des Kampfes (Leben) können Verletzungen entstehen, welche als Erstschläge wahrgenommen werden können. Wie eben erwähnt, an diesen werden Sie nicht k. o. gehen, aber sie werden Sie in Ihrer Leistungsfähigkeit einschränken. Diese Erstschläge über die Jahre werden in unseren Stresssystemen »gespeichert« (siehe Abb. 18).

Unsere Stresssysteme reagieren nicht sofort, wir wissen nicht, wann diese am Anschlag sind. Also kann es sein, dass erste Schläge gar nicht in Erscheinung treten, aber schon im Sympathikus oder der EZM gespeichert sind – siehe dazu das Kapitel des vegetativen Nervensystems. **Erstschläge können alle körperlichen, seelischen und psychischen Verletzungen sein,** z. B. seelische Wunden (Mobbing, Scheidung, Trennungsschmerz), Operationsnarben, Infekte, psychischer Stress, Vernachlässigung im Kindesalter, schlechter Allgemeinzustand der schwangeren Mutter und selbst negative Erfahrungen in der Kindheit, etwa in der Schule oder im Sportverein.

Abbildung 16: Verschiedene Einflussfaktoren
Abbildung 17: Gleiches Symptom = unterschiedliche Ursache

Wie kommt mein Schmerz/Symptom zustande?

Abb.16

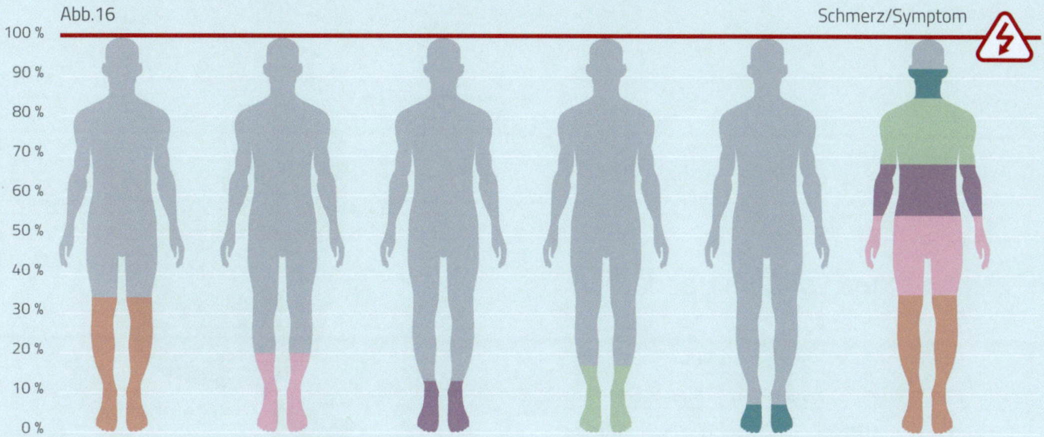

Gewebe
Statik, Muskel, Verletzung, Stürze, EZM »Verschlackung«, zu viel Sitzen, Muskelmasseverlust, Sport bei schiefer Statik, etc.

Stress
durch physische, soziale, psychische, berufliche, emotionale Faktoren, Immunsystem, etc.

Mangel
an Schlaf, essenziellen Nährstoffen (B12, Vitamin D + C, Omega 3), emotionaler frühkindlicher Versorgung, Aufarbeitung alter Traumata, Ressourcen, Handlungsfähigkeit, etc.

Ernährung
vitalstoffarm, schlecht verdaut, hochkalorisch, zu häufige Mahlzeitenfrequenz, Geschmacksverstärker, Konservierungsmittel, Gluten, etc.

Weiteres
Epigenetik, Rauchen, Zahngesundheit, Medikamente, Strahlung, Toxine wie Aluminium, Amalgam, Fluorid, Schwangerschaft der Mutter, Wertevorstellungen, Glaubenssätze, Umfeld, kognitive Bewertung, Unbekanntes, etc.

Gesundheit

Abb.17

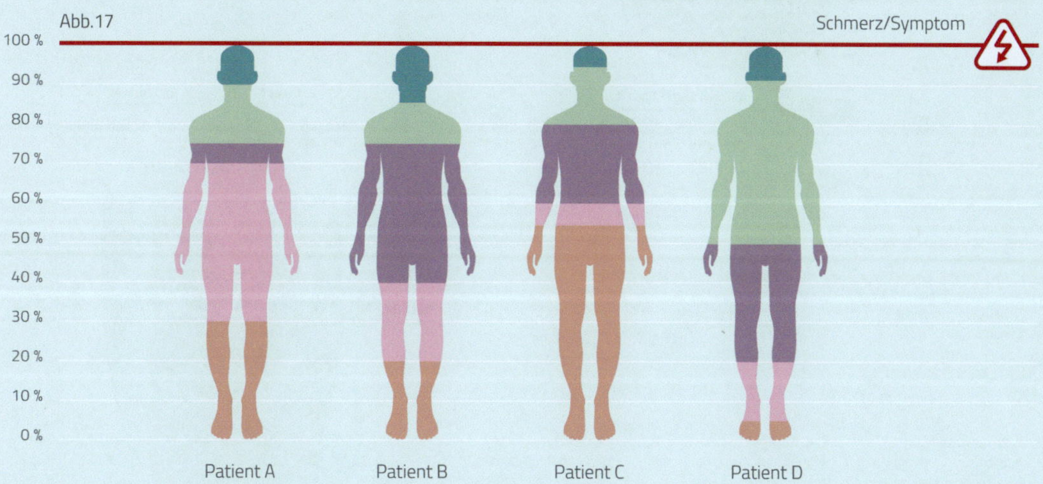

Jeder Mensch hat eine einzigartige Konstellation der Schmerz-/Symptomentstehung. Aus diesem Grund sollte jeder Patient einzigartig betrachtet, individuelle Lösungsstrategien entwickelt und in seiner Gesamtheit behandelt werden.

Stress · Mangel · Gewebe · Ernährung · Weiteres

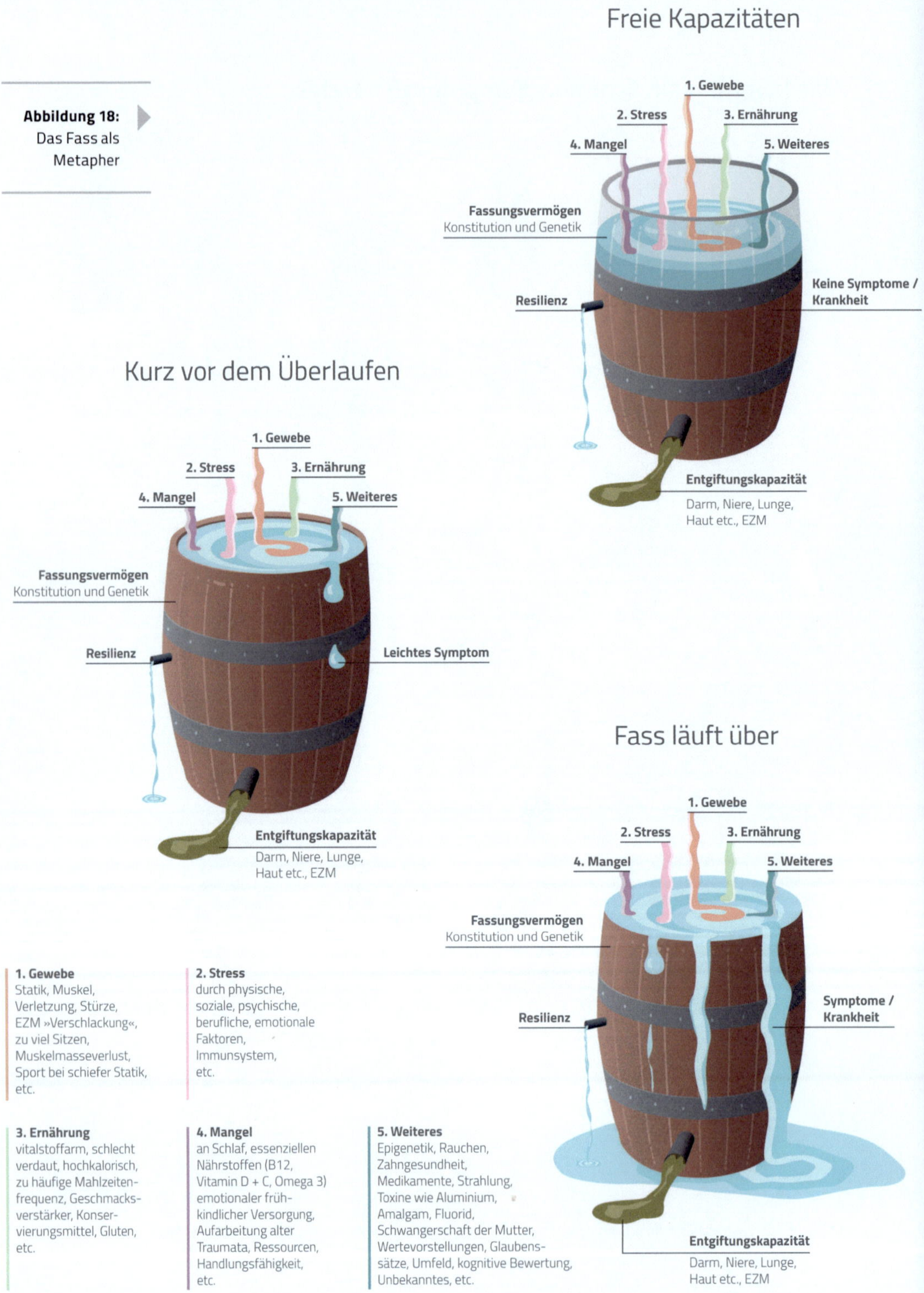

Abbildung 18: Das Fass als Metapher

Wie viel Erstschläge in einen Menschen hineinpassen, können Sie sich anhand eines Fasses vorstellen. Wie groß und wie stark das Fass ist, wurde durch die Genetik und von Geburt an bestimmt. Es gibt neben der Fassgröße noch ein weiteres Merkmal für die Kapazitätsfähigkeit des Fasses – die Resilienz. Das ist das Vermögen bzw. die Fähigkeit, mit bestimmten Widrigkeiten und Krisen fertig zu werden.

Die Fähigkeit, das Fass schnell wieder zu entleeren, ist in gewisser Weise »trainierbar«.

Die Resilienz wird später noch ein spannendes Thema, hilft Ihnen jetzt aber zu verstehen, warum manche Menschen mit den widrigsten Lebenssituationen fertig werden, wo andere schon längst zusammenbrechen.

Wenn die Erstschläge/Krankheitsursachen zu viel werden, läuft das Fass über. Was da überläuft, wird als Symptom bzw. Krankheit sichtbar und unterliegt dann den Eigenheiten der Erkrankung (Pathologie und der entsprechenden Prognose).

Ganz wichtig: Unten am Fass sehen Sie einen Ablauf. Dieser Ablauf ist die Fähigkeit Ihres Körpers, den »Mist« der oben reinläuft zu entsorgen. Eine optimale Grundregulation und Schlaf (Regeneration) helfen bei der Entgiftungsfunktion. Ein Erstschlag ist unter anderem auch ein Störfeld. Wenn Sie z. B. eine Narbe oder bestimmte Körperregionen wie innere Organe, Zähne oder Gelenke, die sich bei Wetterwechsel, psychischer oder physischer Belastung melden, könnte das ein Hinweis auf ein Störfeld sein. Für viele mag das verwunderlich klingen, unerklärlich. Im Kapitel über das vegetative Nervensystem haben Sie erfahren, dass gewisse Reize im Nervensystem gespeichert werden.

Ein Beispiel, um das Verständnis für die Funktionsweise des Sympathikus zu festigen:

Susi

Wir haben vor kurzem einen Hund aus Thailand adoptiert. Susi wurde von einem Auto angefahren und humpelt seither. Sie ist normalerweise sehr offen, humpelt mit drei Beinen auf alles und jeden zu. Wenn sie allerdings auch nur gaaanz leise ein Auto vorbeifahren hört, gibt es ein kurzes Zucken, sie fängt an zu zittern und »friert in ihrer Bewegung ein«.

Das ist die Aufgabe des Sympathikus. So ein Stressprogramm wird häufig unterbewusst abgespielt. Das gleiche passiert, wenn Sie mit dem Auto auf einer Straße akut bremsen müssen. Niemand entscheidet sich zu erschrecken und aktiv Stress zu empfinden. Der Stress ist einfach da. Es ist sozusagen ein kleiner Dauerstress, der auch durch Gedanken oder einen inakzeptablen tyrannisierenden Chef oder Kollegen ausgelöst wird. So ähnlich können Sie sich eine Narbe an den Tonsillen oder am Blinddarm vorstellen. Diese Narben sorgen konstant dafür, dass der Sympathikus immer etwas auf Spannung steht. Erhöhte Aktivität des Sympathikus kann uns sogar von Geburt an begleiten. Auch das Stresssystem wird über Gene aktiviert und wie der menschliche Organismus das macht, damit beschäftigt sich die Epigenetik.

Epigenetik

Ungefähr um das Jahr 2000 war der Zeitpunkt da, als die Forschung dachte, man könne jetzt alles erklären und jede Krankheit heilen. Man entschlüsselte das menschliche Genom, also die Erbsubstanz des menschlichen Organismus. Der Durchbruch war gelungen, die Lösung aller Probleme wurde gefunden. Das dachte und hoffte man zumindest. Die Realität war ernüchternd. Man fand circa 30.000 Gene, aber die vielen Probleme, Symptome und Erkrankungen wurden dadurch nicht erklärbarer. Das aber, war der endgültige Durchbruch der Epigenetik.

Dieser aufstrebende neue Forschungszweig der Biologie liefert die Erklärungsgrundlage, warum es sein kann, dass unsere Eltern und Großeltern maßgeblich daran beteiligt sind, dass wir einen Erstschlag erlitten haben. Der Begriff setzt sich zusammen aus den Wörtern Genetik und Epigenese, also der Entwicklung eines Lebewesens. Epigenetik gilt als Bindeglied zwischen den Umwelteinflüssen und Genen. Man nennt dies im Fachjargon: DNA Methylierung. Sie bestimmt mit, welches Gen angeschaltet wird und wann es wieder stumm wird[226]. Es ist sozusagen eine Genregulation und hat nichts mit der Genetik des Menschen an sich zu tun. Denn diese befasst sich mit der Weitergabe von Genen und der Ausprägung von Merkmalen (z. B. Haarfarbe).

Die Epigenetik können Sie sich so vorstellen:

Eineiige Zwillinge sind genetisch identisch. Forscher haben Zwillinge zwischen 3 Jahren und 74 Jahren untersucht und es zeigte sich eindeutig: Die jüngsten Zwillinge unterschieden sich in ihrem epigenetischen Code kaum – die ältesten Zwillinge hingegen immens. Im Laufe des Lebens machen Zwillinge unterschiedliche Dinge durch, entwickeln andere

Gewohnheiten oder wachsen in einem anderen Lebensumfeld auf[227]. Dabei sind es nicht nur mechanische, sondern auch soziale Reize[228], die epigenetisch wirksam werden. So entwickeln sich auch ihre epigenetischen Codes mitunter in verschiedene Richtungen.

Obwohl die Genetik vollkommen gleich ist, ist die Epigenetik unterschiedlich. Diese kann nämlich »Ein« und »Aus« geschaltet werden. In unserem Gesundheitsverständnis könnte man schlechte, verletzende und tragische Erfahrungen auch vernarbtes Erbgut nennen.

Traumata sorgen nicht nur für Narben in der Seele, sondern auch für Narben im Erbgut.

Diese Narben können sogar an mehrere Generationen weitergegeben werden[229], so dass diese anfälliger sein können auf chronische Erkrankungen wie z. B. Diabetes Typ2[229] oder Depressionen[230].

Wenn eine schwangere Frau unter chronischem Stress leidet, wird auch das Kind im Mutterleib mit hohen Mengen an Stresshormonen konfrontiert. Das Neugeborene kann dadurch eine geringere Empfindlichkeit auf das Stresshormon Cortisol entwickeln und ein verändertes Darmmikrobiom entwickeln. Das bedeutet für die Zukunft, dass es immer mehr Stresshormone braucht, um gleiche Effekte zu erzielen wie Cortisolempfindliche Menschen[231]. Folgen sind eine verringerte Fähigkeit zur Wundheilung oder eine erhöhte Stressempfindlichkeit, was in unserer Gesellschaft zu Problemen führen kann.

Weitere Gründe für epigenetische Um-Programmierungen sind neben Vernachlässigungen im Kindesalter auch ein Mangel an epigenetischen Nahrungsmitteln. Dabei vermuten Forscher, dass eine Frühgeburt auch schon dazu zählt[232,233].

Forscher haben ebenfalls herausgefunden, dass die Epigenetik eine wichtige Rolle bei der Synthese der EZM spielt[234,234]. Man weiß heute, dass eine der besten Interventionen in unserer Gesundheit gute Bedingungen in den neun Monaten vor der Geburt sind. Was in dieser Zeit schief geht, weil eine Mutter nicht gut auf sich achtet, raucht, trinkt, geschlagen wird etc., hat Folgen für ein ganzes Leben. Hebammen haben oft einen besseren Zugang zu diesen Familiensituationen. Durch diese Allianz der Hebamme mit der Mutter verbessert sich die Gesundheitsprognose des Kindes. Der Chef einer großen Krankenkasse wurde einmal gefragt, warum diese nicht in die Familien-Hebammen investiert, wenn doch klar ist, dass damit unglaublich viel Leid und auch viel Geld für spätere therapeutische und soziale Maßnahmen gespart werden könne? Die Antwort war prompt: »Wer garantiert mir, dass dieses Kind einmal in meiner Kasse versichert ist?« Allein diese Aussage ist schon ein Erstschlag an sich.

Wenn das Symptom nun Rückenschmerz ist, dann wird jeder Medizinbereich etwas anderes sagen. Chinesische Medizin: »Nieren Yin Schwäche«, Chiropraktiker: »Blockierter Lendenwirbel«, Physiotherapeut: »Muskelverspannung«, Psychotherapeut: »Psychisches Problem«, Personal Trainer: »Zu schwache Muskulatur«, Orthopäde: »Plattfuß«. Wer hat Recht? Wahrscheinlich alle, doch was ist die Ursache? Vermutlich aus allem eine Kombination, die sich in den Kompensationen über Jahre entwickelt und am Ende ein Symptom darstellt.

Mechanische Schäden und Traumata wie Operationen am Kreuzband, eine Arthroskopie, Umknick-Verletzungen oder auch Schläge oder Stürze im Sport z. B. auf das Steißbein sind kleine Erstschläge. Wenn z. B. jemand im Sprunggelenk umknickt, kann es (auch ohne Bänderriss) zu Verschiebungen der Statik im oberen Sprunggelenk kommen, ohne dass Sie das als »Medizin-Laie« merken. Die Folge kann eine Fehlstellung des Waden- und Schienbeins sein, die wiederum dazu führt, dass die Knie-, Hüft- und Beckengelenke kompensieren müssen. Sie können sich vorstellen, dass viele Menschen »Umknick-Traumen« im Sprunggelenk haben. Bei diesen Leuten findet man auf der betroffenen Seite sehr häufig eine Beckenstellung nach hinten. Das Bein wird biomechanisch kürzer (es wird nicht wirklich anatomisch kürzer) und führt nun zu einer Kompensation im weiteren Verlauf nach oben Richtung Kopf. Dies kann auf Faktor Zeit einen großen Teil eines Erstschlages darstellen. Umso schlimmer, wenn diese Fehlstatiken als Kind auftreten und diese sozusagen »mitwachsen«.

Weitere Krankmacher unserer Zeit sind Unsicherheit und Stress. Emotionen wie Liebe, Eifersucht, Wut, Angst, Neid, Ablehnung, Traurigkeit sind so alt wie die Menschheit selbst. Alle können, wenn sie das Akutstadium überdauern, ein Erstschlag sein und das Fass füllen. Unsicherheit – sei es lange Kreditlaufzeiten, Rentenunsicherheit, fehlende Anerkennung im Job, Mobbing, fehlender Biorhythmus fördern die Füllung des Fasses. Und ein Fass, das allmählich voll wird, läuft irgendwann über. Und der Erstschlag, der das Fass zum Überlaufen bringt, sei er noch so klein, wird Zweitschlag genannt.

5.2 ZWEITSCHLAG – KNOCK OUT

Der Zweitschlag bringt das Fass zum Überlaufen. Und die meisten richten nun ihre ganze Aufmerksamkeit auf das Überlaufen des Fasses und nicht auf das, was im Vorhinein das Fass gefüllt hat. Die Schmerzen, die überraschend und plötzlich auftreten, haben sich wahrscheinlich über Jahre angebahnt, ohne dass man sie bemerkt. Was man vielleicht bemerkt ist, dass die Kraft, die Leistungsfähigkeit immer mehr nachlässt. Auch wenn es sich für uns so anfühlt – Symptome und chronische Erkrankungen sind kein Blitz aus heiterem Himmel. Doch oft wird erst eine Diagnose gestellt, wenn »blitzartig« Symptome und Komplikationen auftreten. **Die Therapie beginnt also erst sehr spät im Krankheitsgeschehen und beschränkt sich dann in der Praxis auf Symptombehandlungen, z. B. mit Medikamenten.** Ein häufiges Beispiel: Mensch bückt sich = Bandscheibe springt raus. Der Bösewicht war nun das Bücken. Das Bücken war allerdings nur der letzte Reiz, der das Fass zum Überlaufen brachte. Sehr häufig stellen mir Patienten dann die Frage, ob ich wüsste, warum die Bandscheibe nun rausgesprungen sei, sie haben sich doch in ihrem Leben zig-tausendmal gebückt und es ist nichts passiert. Ich antworte dann (ehrlich gesagt) ein bisschen sarkastisch: »Ich verstehe die Frage nicht.« Wenn Sie ein älteres Auto fahren, gehen Sie doch auch nicht zum Mechaniker und sagen so etwas in der Art: »Jetzt fahre ich es schon zehn Jahre und es ist nie kaputt gegangen, warum denn auf einmal jetzt?«

Ich stelle mir immer vor, dass viele Patienten auch in der Gesundheit auf Pump leben. Wir nehmen so oft einen Kredit in Form von Medikamenten auf, treiben Sport etc. und hoffen irgendwann die Gesundheit wieder ins Reine zu bringen, also den Kredit eventuell damit abzubezahlen. Doch bei vielen geht der Plan nicht auf, denn es kommen immer weitere Zweitschläge dazu.

Das Prinzip des Zweitschlages können Sie sich wie folgt vorstellen:

Sie kennen sicherlich diese Tage, an denen Sie lieber im Bett geblieben wären. Auf dem Weg zur Arbeit im Stau, bei der Arbeit läuft es nicht rund, in der Mittagspause treten Sie in Hundekot, nach der Arbeit werden sie geblitzt. Ein Tag, an dem Sie geladen (auch der Sympathikus ist geladen) nach Hause kommen und dann sagt ihr Partner/in:

Kritische Menge

»Wie siehst du denn aus?« Explosion. Dieser Satz bringt das Fass zum Überlaufen. Es ist aber nicht der Satz an sich, sondern die ganzen Geschehnisse im Vorhinein. Wenn Sie stattdessen einen normalen guten Arbeitstag hatten und Sie hören diesen Satz von Ihrem Partner/in, dann wäre wahrscheinlich gar nichts passiert.

Ähnlich ist es z. B. bei den jährlichen Winterviren. Die Viren in ihrer Zusammensetzung treffen jeden Menschen gleich. Doch die Reaktionen sind unterschiedlich. Von keiner Reaktion über Schnupfen oder leichte Erkältungssymptome bis zum Tod ist alles möglich. Es ist ganz wesentlich für das zeitliche und örtliche Auftreten einer Erkrankung, wie das Vegetativum, d. h. das Nervensystem, vorbelastet ist (Erstschlag). Stirbt ein geliebter Verwandter zur Wintervirenzeit, ist die Wahrscheinlichkeit, dass man erkrankt, um ein Vielfaches höher als wenn ich gerade total verliebt mit meiner Partnerin turtle. Diese Zusammenhänge konnten auch in ausgedehnten Versuchen dargestellt werden[58,235,236].

Das Grundsystem kann eine gewisse Summe von Belastungen kompensieren, d. h. es finden selbstorganisierende Prozesse (EZM Grundregulation) statt. Doch durch Belastung auf ein vorgeschädigtes Terrain kann das Grundsystem dekompensieren und dann zu Symptomen führen.

Neue Wissenschaftstheorien tragen der Ganzheitlichkeit, Komplexität und Individualität wieder Rechnung, ohne dass dies primär gewollt war.

Bei ausgedehnten Experimenten stieß man auf Phänomene, welche zeigten, dass das Nervensystem nur als Ganzheit betrachtet werden kann und dass gleichartige Veränderungen (zum Beispiel Wintergrippeviren oder Traumata) sowohl im zentralen als auch im peripheren Teil des Systems individuelle Auswirkungen zeigen, je nachdem, welche Systeme vorbelastet sind[59-64]. Im Klartext bedeutet dies, dass die Ansteckung der Wintergrippe bei dem einen zum Tod führen kann, der andere Schulter/Nacken-Probleme und der nächste Ischias-Probleme bekommen kann.

Heute wird viel auf Stress und Stresssysteme geschoben. Aber Stress ist das Überlebensgeheimnis von uns Menschen. Ein Problem, egal in welcher Form, verlangt Lösungen. Und die besten Lösungen kann das Gehirn nur leisten, wenn es unter Spannung steht, mit Energie geflutet wird und ständig signalisiert, dass die Lage ernst ist. Dafür ist Stress da.

Was aber, wenn das alles nichts nützt? Wenn alles Nachdenken keine neue, womöglich bessere Strategie hervorbringt? Ja was dann ..., dann gibt es irgendwann eine innere Notlage. Unsicherheit macht sich breit. Diese kann teils unerträgliche Dimensionen annehmen, weil das Gehirn irgendwann keine neuen Lösungsvorschläge mehr hat.

Die beste Lösungsstrategie unseres Gehirns ist, das Vorausschauende zu suchen.

Also so zu handeln, dass es sich in naheliegender Zukunft höchstwahrscheinlich als erfolgsversprechend erweisen wird. Wenn wir diese Strategie verlieren, sind wir damit zu einer blinden Kuh geworden – ohne Mitspieler.

Wenn alles aussichtslos scheint und alle verfügbaren Strategien gleich schlecht sind und demnach als mögliche Lösung ausscheiden, tun wir das, was unser Gehirn bei starkem Stress eben tut. Wir prüfen dann die abwegigsten und unwahrscheinlichsten Möglichkeiten – d. h. wir begehen Dummheiten. Der hochverschuldete Familienvater hat noch 500 Euro auf der Hand und sucht sein Heil im Glücksspiel, obwohl er weiß, dass die Chancen verschwindend gering sind. Das ist ein zugegeben plakatives Beispiel für so eine »Dummheit.« Eine andere ist, horrende Summen für eine medizinische, auf die Wirbelsäule ausgerichtete und neue Matratze auszugeben.

Statistisch schlafen die meisten Menschen auf dieser Welt auf dem Boden, ohne Matratze. Das Symptom, der Schmerz wird nicht ursächlich durch eine andere Matratze verschwinden. Damit Sie nicht in die Lage kommen, diese Art von »Dummheiten« zu begehen, sollten Sie die Spielregeln des Lebens kennenlernen, unter anderem wie und warum ein Symptom oder eine Krankheit entstehen kann. **Einiges über den menschlichen Körper haben Sie schon erfahren. Hier eine kleine Zusammenfassung über den ersten Teil.**

Sie haben erfahren, dass Stress unser täglicher Begleiter seit jeher ist. Nur die Stressintensität und Dauer sowie die Stressgründe haben sich geändert. Die Reaktionen des Körpers haben sich nicht geändert und reagieren immer gleich. Dieses Stress-Notfallsystem hat Einfluss auf den ganzen Körper (Immunsystem, Arterien, Venen, Faszien, PH-Wert, Biorhythmus) und ist wohl einer der Mitauslöser für unsere Symptome. Ausgelöst werden kann Stress mannigfaltig. Neben dem physischen und psychischen Stress, worunter Gedanken, Werte und (falsche) Glaubenssätze zählen, sind es Statik- und Darm-Biom-Pathologien.

Verstehen Sie mich bitte nicht falsch, Stress und die damit resultierenden Stressveränderungen sind der Grund, warum wir heute alle noch leben.

Die Kommunikation der Stresssysteme, vor allem des Sympathikus läuft über die EZM ab und ist so immens wichtig, dass diese EZM nie »verstopfen« sollte.

Haben Sie verinnerlicht:

» Dass der Treffpunkt aller großen Systeme (Arterien, Venen, Lymphe, Nerven) die Extrazellularmatrix (EZM) ist?
» Dass diese Systeme sich über die EZM gegenseitig beeinflussen und so zu allen möglichen erdenklichen Symptomen führen können?
» Dass Symptome und Krankheiten sich bei den meisten über längere Zeit entwickeln, bis das »Fass zum Überlaufen kommt?«
» Dass die Zellumgebung genauso wichtig ist wie die Zelle selbst (Beispiel: Blume und ihre Erde, Seite 49)?
» Dass eine der größten Voraussetzungen für unsere Gesundheit ist, diese Zellumgebung (EZM) überlebensfähig zu erhalten?

Die nächsten zwei Bücher handeln einerseits über das große Themengebiet des Körper- und Bewegungsapparates. Warum Bewegung unter anderem nur ein »Erstschlag-Verschleierungskünstler« ist. Im anderen Kapitel das große Gebiet, warum und wie die Psyche Einfluss auf den menschlichen Organismus nimmt. Warum werden Menschen krank, wenn sie die Funktions- und Arbeitsweise ihres Unterbewusstseins nicht kennen?

Doch davor gilt zu klären: Was ist die Basis, auf der die beiden nächsten Bücher mit aufbauen? Das Stresssystem. Was ist eigentlich Stress?

KAPITEL

6 STRESS – UNSER FEIND?

Ein klares Jein. Im Kapitel »Wer hat das größere Ego?« ging es unter anderem darum, dass das Gehirn den Gesamtorganismus dominieren und Energie von allen anderen Strukturen über sein Stresssystem bereitstellen kann.

Doch wie funktioniert eigentlich das Stresssystem?

Das Wort Stress hat seinen Ursprung im Lateinischen »strictus«, übersetzt »stramm oder gespannt«. Druck, Anstrengung, Belastung, Mühe, Sorge, Kummer und in übertragenem Sinn auch Erschöpfung gelten umgangssprachlich als Stress. Der ungarisch-kanadische Forscher Prof. Dr. Hans Selye hat den Ausdruck Stress in unseren Sprachgebrauch gebracht. Stress ist Leben und erzeugt Spannungen, die wiederum Kraft, eben Spannkraft erzeugen. Allerdings sollte sich der Stress in Grenzen halten und diese sind, das werden wir noch sehen, bei jedem Menschen anders. Wir alle brauchen Spannung und Entspannung, das ist ein biologisches und psychologisches Grundprinzip. Wenn der Mensch sich bedroht und überfordert fühlt, dann gerät er in Stress. Eine Stressreaktion können wir aber auch in Situationen zeigen, die eigentlich nicht gefährlich sind, denen wir aber eine große Bedeutung beimessen, wie etwa einer Prüfung. Gründe können psychosoziale, psychische[237], seelische oder körperliche[238] Faktoren sein. Alle Stresssituationen aktivieren die Stressachse und erhöhen damit Cortisol, um Energie zu mobilisieren und die Aufmerksamkeit zu steigern. Diese Stresssituationen, die oftmals gleichzeitig anwesend sind, sich gegenseitig hochschaukeln und in Folge lange wirken, kann man sich anhand eines steigenden Stressbarometers vorstellen (siehe Abb. 19).

Damals hatten unsere Vorfahren noch vor allem mit Stressoren von außen zu tun wie Gefahr, Hunger, Durst, Hitze oder Kälte. Heute sind es Prüfungen, steigende Berufsbelastungen, Termindruck, Armutsangst, Darlehen oder Familienprobleme, verbunden mit inneren Stressoren wie Traurigkeit, Enttäuschung, Einsamkeit, Schuldgefühle, Unsicherheit und

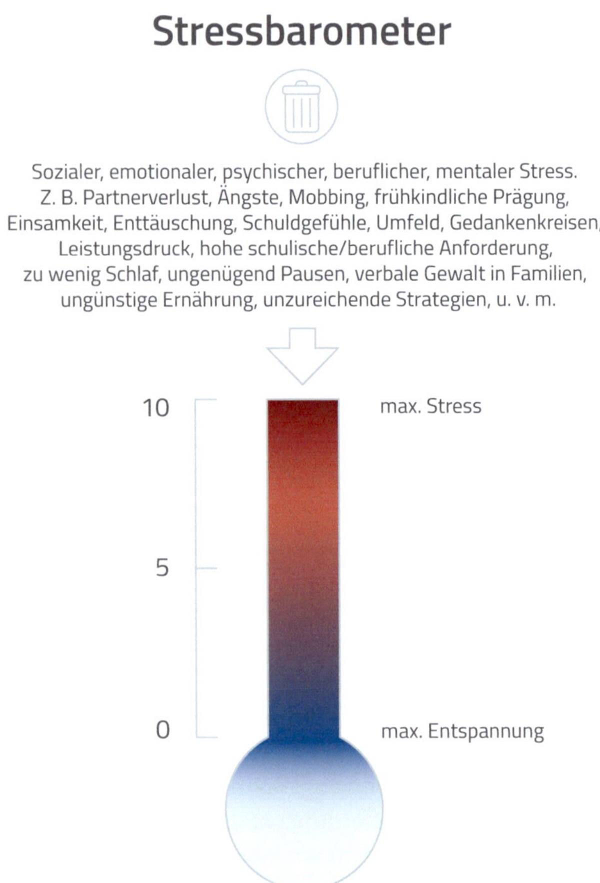

Abbildung 19: Viele verschiedene Einflüsse können das Stressbarometer zum Steigen bringen.

sogar Langweile. Dabei befiehlt das Gehirn über das Nebennieren-Mark in einer ersten Welle, die Stressantwort Adrenalin und Noradrenalin zu produzieren. Dadurch erhöht sich der Blutzuckerspiegel, der Herzschlag beschleunigt sich und der Blutdruck nimmt zu – der Körper gerät in Verteidigungsbereitschaft[239]. Eine Studie von 2018 untersuchte die Blutversorgung unter Stress im Gehirn[240]. Das Ergebnis war, dass Stress verschiedene Teile des Gehirns (Hippocampus, präfrontaler Cortex) mehr durchblutet. Interessanterweise ist der Hippocampus der Ort, an dem zeitlebens Neurone neu geboren werden und der unter anderem als Arbeitsspeicher fungiert. Es ist sozusagen die Schaltstelle zwischen Kurz- und Langzeitgedächtnis. Des Weiteren dient er als zentraler Teil des limbischen Systems – also der Emotionen. Dazu gesellt sich, dass Stress evolutionär immer erhöhte Wachheit und Fokussierung erzeugte.

Es stellt sich die Frage, ob die Mehrdurchblutung des Gehirns und die dadurch bessere Glucoseversorgung durch einen erhöhten Blutdruck ermöglicht wird?

Diese Wachheit geht immer mit einem stärkeren Energieverbrauch von Glucose einher[241]. Erst in einer zweiten Welle kommt das Stresshormon Cortisol hinzu. Es stellt ebenfalls Energie über Glucose[242] bereit, hemmt die Funktion des Immunsystems[243] und führt dazu, dass Adrenalin und Noradrenalin abklingen. Ist die akute Stressbelastung abgeklungen, ist Cortisol dafür verantwortlich, dass der Organismus das Stresssystem wieder normalisiert und auf Standby schaltet, bis die nächste Stresssituation eintritt. So weit so gut. Was passiert nun bei chronischem Stress?

Dazu eine kleine Geschichte.

Das Cortisol der Lachse

Jedes Jahr wiederholen sich dramatische Szenen. Schwärme von Lachsen bewegen sich nur in eine Richtung, nämlich vom Pazifik zu den Mündungen der Flüsse. Von dort geht es oft Tausende von Kilometern flussaufwärts ins Inland. Eine sehr anstrengende Angelegenheit. Aber so sind die Lachse unterbewusst programmiert. Sie schwimmen dorthin, wo sie einst geboren wurden, um dort zu laichen. Aber sobald sie ihre Fortpflanzungsaufgabe erfüllt haben, sterben die meisten. Die tapferen Fische hinterlassen ein wahres Schlachtfeld.
Wissenschaftler, die dieses Phänomen untersucht haben, stellten fest, dass dieses Verhalten von einem der wichtigsten Stresshormone gesteuert wird. Cortisol. Durch dieses Hormon können die Lachse die enorme Anstrengung bei gleichzeitigem Nahrungsentzug und Verzicht auf andere erholsame Momente monatelang durchhalten. Cortisol verschafft ihnen die dazu erforderliche Energie. Der Preis ist jedoch hoch: Sind sie einmal vor Ort, hat das Cortisol auch ihr Immunsystem vollständig ruiniert. Die Fische haben keine Widerstandskraft mehr und sterben vor Erschöpfung und unter massiven Infektionen.

Gelingt Ihnen der Übertrag auf das moderne Leben?

Chronischer Stress führt also zu einer ständigen Produktion von Cortisol. Es gelangt ins Blut, dämpft dauerhaft die Immunabwehr und bringt sie zugleich aus dem Gleichgewicht. Es verstärkt die Immunabwehr gegen bakterielle Pathogene, schwächt aber in gleichem Atemzug den gegen virale Pathogene[244,245]. Die Folge: Wir werden anfälliger für Virusinfektionen, zum Beispiel für Grippe oder Herpes. Gleichzeitig wird die Produktion von Antikörpern hochgefahren, das macht uns anfälliger für Allergien.

Zahlreiche Hauterkrankungen wie Neurodermitis, aber auch Autoimmunerkrankungen wie Asthma gehören in diesen Zusammenhang[246].

Dazu eine Geschichte aus meinem privaten Umfeld. Einer meiner Freunde erfuhr, dass seine Frau ihn betrog. Die angehende Scheidung brachte viel Kummer und Schmerz mit sich. Es musste eine Regelung für das finanzierte Haus und die Kinderbetreuung getroffen werden. Dies zog sich über mehrere Monate hin und wurde von einigen Gerichtsterminen begleitet. Er schlief in dieser Zeit mehrere Monate in seinem Auto. Ich sah ihn eines Tages und erkannte ihn fast nicht wieder. Er war übersäht mit offenen Wunden, als wäre ein Schwarm Piranhas über ihn hinweg geschwommen. Aber was war passiert? Er hatte in dieser psychisch anstrengenden Zeit eine Psoriasis (eine Schuppenflechte) am ganzen Körper entwickelt. Lange Rede, kurzer Sinn: Als die Scheidung durch und alles geklärt war, verschwand die Psoriasis komplett.

Es gibt sowohl hochakute Traumata, als auch die Summe vieler kleiner Belastungen, die zu Symptomen führen können.

Finanz-schmerz

Eine weitere Situation betraf einen Patienten, der zwei Jahre unerklärliche und resistente Kopfschmerzen hatte. Zu dieser Zeit hatte er ernsthafte Probleme mit dem Finanzamt. Als diese schlussendlich gelöst waren, verschwanden die Kopfschmerzen, die während der Krankheitsphase gegen alle gängigen Schmerz- und Betäubungsmittel resistent waren.

Die steigende Stressbelastung betrifft uns alle und so ist es nicht verwunderlich, dass immer mehr Menschen weltweit Allergien entwickeln. Viele werden schon vor der Geburt angelegt (siehe Epigenetik). Stressbelastete Mütter geben ihr Cortisol an den Fötus weiter und gefährden dessen Immunsystem[247]. Immunzellen haben jedoch nicht nur Rezeptoren für Entzündungssignale, sondern auch für Hormone und Neurotransmitter (Sympathikus). Das heißt, unser Nervensystem kann über Botenstoffe auf das Immunsystem einwirken. Der Vorgang kann aber auch umgekehrt stattfinden, das Immunsystem kann über Botenstoffe dem Gehirn eine Erkrankung mitteilen, der Organismus entwickelt dann ein Schon- und Krankheitsverhalten – ein Sickness behavior[19]. Die Folgen sind Appetitlosigkeit, Niedergeschlagenheit und ein Rückzug aus dem sozialen Leben. Chronischer Stress verursacht sogar die Schrumpfung von Dendriten (Fortsätze von Nervenzellen)[248]. Auf Dauer ist der Kommunikationsaustausch zwischen den Nervenzellen gefährdet.

Stress ist individuell

Das Stresssystem als Ganzes, also die Wechselbeziehung von sozialen, psychischen und körperlichen Stressfaktoren, lässt sich nicht als linearer Prozess von Ursache und Wirkung beschreiben. Er ist bei jedem Menschen unterschiedlich und zeigt sich dort auch in einer einzigartigen Art und Weise. Angenommen, drei Personen werden der gleichen Stressqualität ausgesetzt. Sie werden höchstwahrscheinlich alle ein anderes Symptom/eine andere Krankheit entwickeln und damit auch andere für sich getroffene Lösungswege treffen. Einer wird zum Beispiel dem Alkohol verfallen, der andere wird Sport treiben, der dritte wird sich sozial zurückziehen. Chronischer Stress, also eine ständige Aktivierung von Cortisol, führt zu einer Cortisolresistenz. Sie können sich das so vorstellen, dass etwas, was immer da ist, irgendwann nicht mehr funktioniert. Wie wenn Sie an einer vielbefahrenen Straße den Lärm nicht mehr hören – Sie sind resistent geworden. Oder Sie täglich dreimal ihr Lieblingsessen zu sich nehmen. Irgendwann werden Sie genug davon haben und resistent werden. Wenn Cortisol nicht mehr optimal funktioniert, ist der wichtigste Schlüssel verloren gegangen, nämlich das Stresssystem – Bluthochdruck und erhöhter Herzschlag – zu beruhigen. Wie werden Sie nun wieder empfindlich auf Ihr Lieblingsessen? Indem Sie mal ein paar Tage etwas anderes essen. Das ist übertragbar auf die Cortisolresistenz. Ein Fehlen von Stress und damit Cortisol kann im ersten Schritt wieder zu einer Cortisolempfindlichkeit führen und damit zur Gesundheit beitragen.

300 Studien wurden in einer Studie (Meta-Analyse) zusammengefasst und zusammenfassend lässt sich sagen [45]:

- Akuter Stress verbessert die Immunfunktion.
- Chronischer Stress hemmt die Immunfunktion.

Unsere Stresssysteme sind schon ziemlich alt – sehr viel älter als 100.000 Jahre. Und sie arbeiten noch so, als lebten wir in einer Epoche der Sammler und Jäger.

Dort waren es altbekannte Stressoren wie Gefahr, Hunger, Durst, Hitze oder Kälte, die sogar einen positiven Einfluss auf uns haben [249]. Diese können heute »nachgeahmt« werden und so positiv auf das Immunsystem wirken. Evolutionäre neue Stressoren sind Handy, Hypothek, Verkehr,

Stress vor 100.000 Jahren und heute

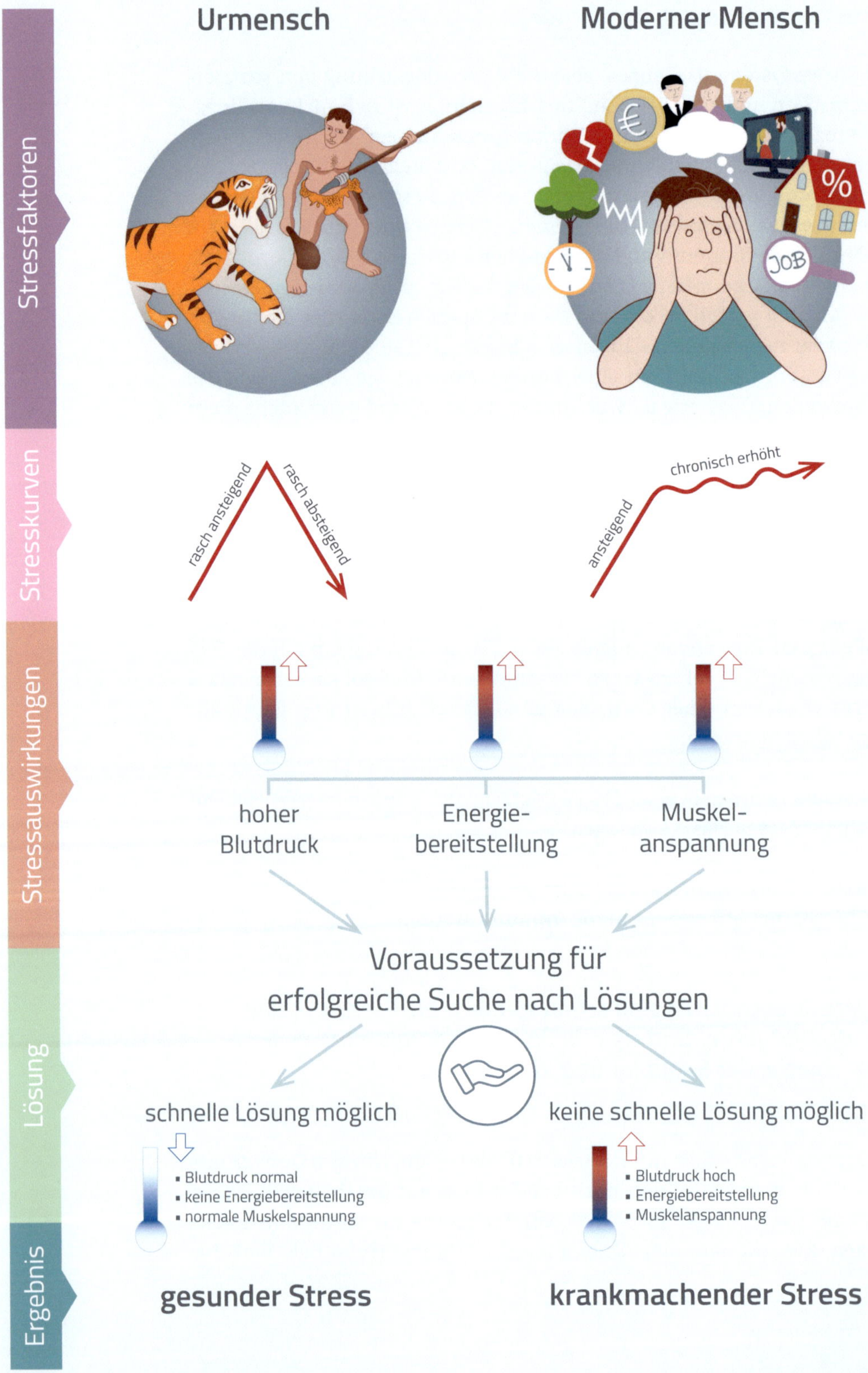

Lärm, Nachrichten, Dauerstress im Beruf oder Privatleben, die neben der Dauer auch als Summe eine bedeutsamere Rolle einnehmen (siehe Abb. 20).

In unserer Evolution hatten wir selten mit mehr als einem Problem zu tun: Wir hatten Hunger, wir gingen jagen. Wir hatten Durst und suchten Wasser. Heute sind die Probleme meist zeitgleich. Der Körper reagiert mit einer Aktivierung des Stresssystems und kann nicht mehr in ein Ruhe-Stand-by zurückkehren. Stattdessen ist er bei jedem Stressor in einer niedrigen Aktivitätsstufe, die Sie sich vorstellen können wie die Stand-by-Geräte bei Ihnen zuhause. Ein Gerät alleine zieht zwar auch etwas Strom, was sich am Ende des Jahres auch noch gut bezahlen lässt. Haben Sie jedoch mehrere Stand-by-Geräte ständig auf Aktivität, ist dies am Ende des Jahres in der Stromrechnung deutlich sichtbar.

Die Reaktion bei allen Stressoren ist eine erhöhte Darmbarriere-Durchlässigkeit (siehe Kapitel Leaky Gut), was dazu führt, dass Bakterien in den Körper gelangen und so zu einer Low Grade Inflammation führen. Des Weiteren stellt der Organismus auf vermehrte Zuckerneubildung um – das ist die Nahrung, von der sich ein aktives Immunsystem am besten ernähren kann. Die Leber wird unter Stress mit der Zuckerneubildung beauftragt und alle anderen Aufgaben wie Entgiftung und andere Stoffwechselprozesse werden vernachlässigt[198]. Dazu erhöht sich die Stoffwechseleffizienz. Stress verändert, wie in Kapitel Darmbiom beschrieben, die Anzahl der Bakterienstämme in unserem Darm und Mund. Diese arbeiten jetzt effizienter, indem der Bakterienstamm der Firmicuten dazu führt, dass Nahrung noch besser verwertet wird. Das ist so, dass eine Karotte komplett verarbeitet wird und somit kalorisch vergleichbar mit einem Stück Torte ist[250].

Zusammenfassend lässt sich sagen:
Stress ist nicht per se das Problem. Sondern die Turboexistenz, in der wir heute leben, die neben den wenigen Pausen eine stetig steigende Anzahl an Stressauslösern hervorruft.

Lassen Sie uns mal ein paar dauerhafte Stressauslöser unserer Zeit näher betrachten.

Abbildung 20: Akuter vs. chronischer Stress

6.1 STRESS – UND STRESSAUSLÖSER

Stress ist ein Begriff, der erst in der Moderne entdeckt wurde, oder? Doch auch vor 100.000 Jahren gab es Stress in Form von Tod bringenden Säbelzahntigern. Im Gehirn unserer Ahnen löste der Anblick dieses Räubers eine ganze Kaskade von Alarmsignalen aus. Akuter Stress führt aber damals wie heute, zu einem neuronalen und hormonellen Feuerwerk. Säbelzahntiger gibt es heute nicht mehr. Und Stressoren, durch die wir in Todesgefahr geraten, begegnen wir zum Glück seltener. Heute sind es andere Auslöser, die unser inneres Gleichgewicht durcheinanderbringen. Sogenannte psychosoziale Stressoren wie Einsamkeit, zu hohe schulische oder berufliche Anforderungen, physische oder verbale Gewalt in Familien, um nur einige zu nennen. Und diese haben die Angewohnheit, nicht nach einer Schrecksekunde zu verschwinden. Eine akute Gefahrensituation ist meist von kurzer Dauer. Es gibt ein klar definiertes Vorher, Währenddessen und Danach.

Psychosoziale Stressoren hingegen sind wesentlich heikler.

Ein einziger Streit mit dem Vorgesetzten kann die Arbeitsatmosphäre für eine lange Zeit vergiften. Ein Elternteil, der durch unberechenbare Wutanfälle die Familie unter permanenten Druck setzt, weil diese nie weiß, wann der nächste Ausbruch erfolgt. Psychosozialer Stress entsteht also häufig durch unberechenbare Situationen in unserem Umfeld, die schwer auf uns lasten. Der Mensch ist ein soziales Wesen und möchte einer Gruppe angehören. Dazu später mehr im zweiten Buch der Trilogie »Das Symptom ist ein Lügner«. Aus einer Gruppe ausgeschlossen zu werden, war bei unseren Ahnen eine der härtesten Strafen. Aber auch heute empfinden wir das Ausgeschlossenwerden als schwere persönliche Kränkung (die meisten zumindest). Besonders für Kinder und Jugendliche ist eine solche Situation schmerzhaft, vor allem, weil sie noch nicht über Strategien verfügen, damit umzugehen. Dabei entstehen aus diesen schmerzhaften Situationen die verschiedensten Gefühle.

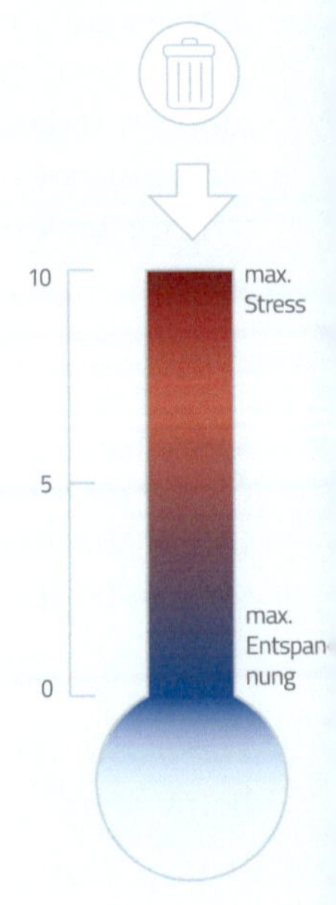

Aber wovon sprechen wir eigentlich, wenn wir von Gefühlen sprechen?

Von Liebe, Angst, Eifersucht, Reue, Scham, Geborgenheit, Ekel, Furcht, Hass, Hoffnung, Neid, Trauer, Wut oder Zuneigung? Gefühle, die wohl jeder Mensch kennt und erlebt hat, ganz gleich welcher Kultur und Epoche er angehört. Diese Gefühle sind wahrscheinlich so alt wie der Mensch selbst. Von Albanisch bis Walisisch gibt es für diese Gefühle Namen oder Bezeichnungen und auch für die Begriffe Liebe, Hoffnung und Hass gibt es in den jeweiligen Sprachen Begriffe, die so alt sind, dass ihr Ursprung kaum bestimmt werden kann. Wenn also unser Gefühlsleben so vielfältig ist und schon vor so langer Zeit Eingang in alle Kulturen und Sprachen gefunden hat, wie kann es dann sein, dass ein bestimmter Gefühlszustand scheinbar erst in der Moderne entdeckt wurde? Und es geht hier nicht um irgendein abseitiges, seltenes auftretendes Phänomen, sondern um einen Zustand, den wir ebenfalls alle kennen: Stress. Stress (siehe Tabelle 1) bringt den Sympathikus auf Spannung (siehe Abb. 21).

Abbildung 21: Je höher das Stressbarometer, desto größer ist die körperliche Stressreaktion.

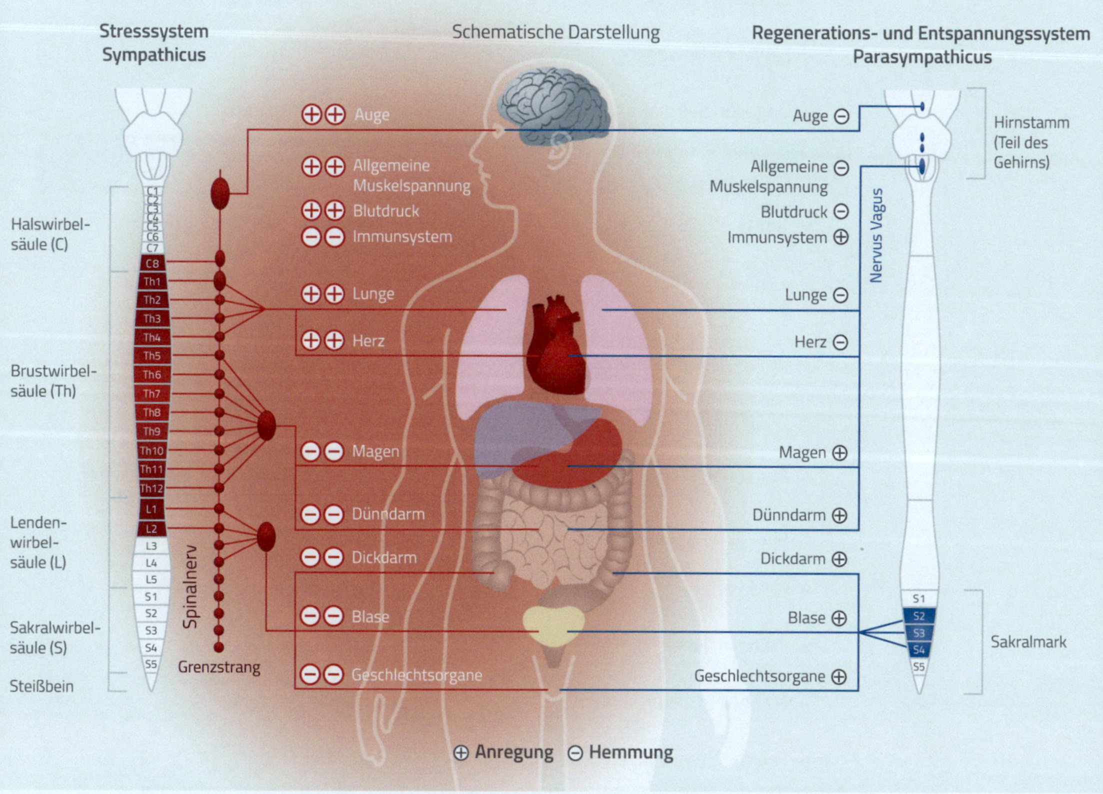

Von Stress aber nur als Gefühl und Emotion zu reden, würde ihm nicht gerecht. Sie haben schon erfahren, was Stress und die dazugehörigen Stresssysteme Großartiges vollbringen können.

Tabelle 1: Multifaktorielle Stressoren, die das Stressbarometer ansteigen lassen. Häufig sind Stressfaktoren lange Zeit, oft parallel, anwesend und befeuern sich gegenseitig.

Physische Stressoren	Psycho-emotionale Stressoren
» Kälte/Hitze	» Mobbing
» Lärmbelastung	» Demütigung
» Zu wenig Wasser	» Kränkung
» Luftverschmutzung	» Beleidigung
» Falsche Beleuchtung	» Zwang zum Freundlich sein
» Schichtarbeit/Schlafmangel	» Schicksalsschläge
» Zu wenig Pausen	» Ängste und Sorgen
» Fehlende Bewegung	» Neid
» Ungesunde Ernährung	» Isolation/Trennung
Psychisch-mentale Stressoren	**Psycho-soziale Stressoren**
» Termindruck	» Fehlende Anerkennung durch Kollegen/Vorgesetzte
» Multitasking	» Mangelnde Wertschätzung
» Unter-/Überforderung	» Konkurrenzdruck
» Widersprüchliche Anweisungen	» Diskriminierung
» Angst vor Misserfolgen	» Geringe Entwicklungsmöglichkeiten
» Eigene Ansprüche	» Zeitmangel
» Geldmangel	» Doppelbelastung Job und Privat
» Ständige Erreichbarkeit	» Probleme mit Freunden
» Nicht Nein sagen können	» Sexuelle Probleme
» Falsche Erwartungen	» Krankheit/Tod

Druck, Geld und Arbeit sind in Deutschland die Hauptgründe für Stress. Das zeigen Daten der GfK (Growth from Knowledge) in Zusammenarbeit mit statista, das führende Statistiken-Portal in Deutschland. Aber letztendlich ist es alles, was bewusst und unbewusst beschäftigt. Seien es Traurigkeit, Gedankenkreisen, falsche Wertvorstellung, negative Glaubenssätze, Enttäuschung, Einsamkeit, Schuldgefühle, Unsicherheit und sogar Langweile.

Doch was ist Stress?

Sie verstehen, dass jeder darauf situativ anders antworten würde. Doch was sagt die Stressmedizin dazu? Diese unterscheidet drei Stressebenen:

---

1. Guter Stress, 2. Tolerierbarer Stress und 3. Toxischer Stress.

Guter Stress ist in der Regel kurz und wie der Begriff schon sagt gut. Eine fordernde Situation, die schnelles und umsichtiges Handeln verlangt, haben wir im Griff, indem wir uns die nötigen Informationen besorgen, uns entscheiden und das Problem lösen. Das Stresssystem fährt kurzfristig hoch und begibt sich danach wieder in Ruhe-Stand-by-Position. Wir haben danach ein gutes Selbstwertgefühl und auch das Gefühl, die Sache wieder unter Kontrolle zu haben.

Beim tolerierbaren Stress ist der Druck schon größer und die Möglichkeiten zum Handeln sind eingeschränkt. Wir können die bedrohliche und die Problemsituation nicht auflösen. Zum Beispiel wenn jemand Geldprobleme hat und seinen Lebensstandard mit Auto, Urlaub und teuren Klamotten nicht aufgeben will – was sollen denn die Anderen denken?

Verunsicherung, Angespanntheit, Erschöpfung und Schlaflosigkeit sind die Folge. Erst wenn erkannt wird, dass die Situation nicht änderbar ist und man sich selbst ändern muss, kann man aus dieser Situation herauskommen. Mit sozialer Unterstützung (Ressourcen) und einer Neubewertung (Reframing) gelingt es, die Lebenssituation als tolerierbar anzunehmen. Greifen diese Puffermechanismen nicht, läuft man Gefahr, mittelfristig toxischem (giftigem) Stress ausgesetzt zu sein. Das Stresssystem wird dauerhaft erregt und wir sehen und finden in naher Zukunft keine Möglichkeit, etwas zu verändern. Wir suchen und suchen, grübeln und grübeln und verharren oft in der Unsicherheit, ohne etwas zu unternehmen. Das kann zum Beispiel jemand sein, der in der Arbeit gemobbt wird und nicht weiß, ob er kündigen soll oder jemand, der in einer unglücklichen Partnerschaft mit Kindern lebt und nicht weiß, ob er sich trennen soll. Das sind nur einige Möglichkeiten, in eine Lebenssituation zu geraten, die mit toxischem Stress einhergeht. Die Auswirkungen können verheerend sein – nicht nur auf unsere Lebensqualität, sondern auch auf unsere Gesundheit.

In welche Kategorie Stress fällt, ist ganz individuell, siehe nochmals Abbildung 21 Stressbarometer: Je mehr und je länger schwelende Stressoren sich summieren und überlappen, desto höher das Stressbarometer. Stress bedeutet immer eine körperliche Reaktion. Ein höherer Wert resultiert in einer erhöhten Sympathikus-Reaktion.

Stresswahrnehmung ist dabei sehr persönlich. Z. B. zerbricht eine Person an der Trennung vom Lebenspartner, während eine andere das Beste daraus macht und sich bald in einer neuen Beziehung wiederfindet. Einige verkraften über eine lange Zeit hohe Stressbelastungen, um dann durch eine Kleinigkeit ausgeknockt zu werden. Woran liegt das?

6.2 WIDERSTANDSKRAFT/RESILIENZ

Stress ist für jeden etwas anderes. Was einem Menschen erheblichen Stress bereitet, juckt den Anderen nicht die Bohne und bereitet dem nächsten vielleicht sogar Freude. Woran liegt das? Tatsächlich liegt der Schlüssel, ob wir Stress als positiv oder negativ – und damit eher belastend – erleben, von der emotionalen und gedanklichen Bewertung ab.

Dort liegt die ungeheure Kraft des Reframings. Ein Beispiel:

Freude oder Furcht?

Wenn Sie ein Hundefreund sind und es kommt ein Hund schwanzwedelnd auf Sie zu gelaufen, dann werden Sie sich freuen. Wenn Sie allerdings schon von einem ähnlich aussehenden Hund gebissen wurden, werden Sie wahrscheinlich Angst empfinden und eine Stressreaktion erleben. Schaffen Sie es, gedanklich zu differenzieren, dass dieser Hund zwar ähnlich aussieht, aber es sehr unfair wäre ihm ein aggressives Verhalten zu unterstellen? Falls ja, wird der Körper nicht mit seinen Stresssystemen reagieren. Wenn Sie es allerdings nicht schaffen, wird in Folge jeder ähnlich aussehende Hund und in Zukunft jeder Hund eine Stressreaktion bei Ihnen auslösen. Dieses Beispiel ist auf jede andere Situation im Leben übertragbar.
Das ist kurzfristiger Alltagsstress, doch wie sieht es mit den stärkeren Stressoren aus?

Der Medizinsoziologe Aaron Antonovsky entwickelte den Ansatz der Salutogenese. Wie entsteht überhaupt Gesundheit? Auslöser war die Datenerhebung einer Gruppe von Frauen, die es schafften, trotz der brutalen Zustände in den Konzentrationslagern »gesund« zu bleiben. Antonovsky erkannte die **»sense of coherence«**, also das Kohärenzgefühl. Er erklärte, dass es sich dabei um eine Art Urvertrauen handelt.

Es sind drei zentrale Aspekte: Die Verstehbarkeit, die Handhabbarkeit und die Sinnhaftigkeit.

Menschen, die verstehen, erleben die Welt strukturiert, vorhersehbar und erklärbar. Dazu trägt dieses Buch als Deep Learning bei. Die Handhabbarkeit bedeutet die Überzeugung, geeignete Ressourcen an der Hand zu haben, um die Probleme und Herausforderungen zu bewältigen. Schwierigkeiten sind zu meistern, gleichgültig, ob der Betreffende sie selbst löst oder ob er sich auf andere verlässt, zum Beispiel auf einen Therapeuten oder eine höhere religiöse Macht. Eine bessere Handhabbarkeit erlangen Sie ebenfalls durch ein Deep Learning aus diesem Buch. Die Sinnhaftigkeit steht dafür, dass die Aufgabe es wert ist, Energie in ihre Lösung zu investieren. Man könnte das auch als Reframing bezeichnen. Die Sinnhaftigkeit ist das wichtigste Element im Urvertrauen. Sie können es sich vielleicht so vorstellen: Was ist das Gute an dieser Aufgabe/Problem? Antonovsky stellte sich die Frage:

Welche (inneren & äußeren) Ressourcen braucht der Mensch, um gesund zu werden und gesund zu bleiben?

Ressourcen/Resilienz können Sie sich wie ein Immunsystem der Seele vorstellen. Wenn Sie eine starke Resilienz haben, dann überstehen Sie schwierige Lebenssituationen ohne anhaltende Beeinträchtigungen. Sie können Krisen, Rückschläge, Verluste, Trennungen meistern, ohne sich davon unterkriegen (verbiegen) zu lassen. Statt hilflos das eigene Leben zu betrachten, ist Resilienz die Kraft, weiter zu machen und sich den Herausforderungen aufs Neue zu stellen. Doch niemand ist immun gegen das Unglück. Eine schwere Krankheit, ein Autounfall, der Tod des Partners oder eines Kindes oder der Verlust des Arbeitsplatzes kann auch die stärksten Charaktere niederschmettern. Der Neuropsychiater Boris Cyrulnik sagt:

»Das Leben ist eine Gratwanderung zwischen allen Formen der Verletzlichkeit«

Krisen im menschlichen Leben sind nicht die Ausnahme, eher der Normalfall. Menschen mit Resilienz gelingt es aber schneller, aus diesen

Krisen herauszukommen. Ein Beispiel ist der Verlust des Arbeitsplatzes. Für den Einen geht die Welt unter, der Andere denkt: »Wer weiß, für was es gut war«. Das war ein Reframing und dadurch ergibt sich weitere Handlungsfähigkeit. Ein anderer sucht das Gespräch mit der Familie, die hier nun als Ressource fungiert. Wir brauchen also sowohl innere als auch äußere Ressourcen gegen chronischen Stress. Stress macht und hält handlungsfähig, er bringt den Körper auf erhöhte Wachsamkeit. Diese wurde über Jahrtausende genutzt, um Lösungen gegen Gewalt, Hunger, Durst, Hitze und Kälte zu finden.

Aber wie heißt die Lösung auf den Wunsch nach Anerkennung im Beruf? Oder die Lösung auf den Wunsch, einen Porsche zu fahren, was ein Wertbedürfnis nach Status befriedigt? Es ist nicht »mehr arbeiten«, sondern vielleicht ein »Warum brauche ich das?« »Wem will ich etwas beweisen?« Das ist nur ein Beispiel, um zu verstehen, was eigentlich hinter einem Verhalten steckt.

Wie Sie es schaffen, Resilienz zu entwickeln und Ihre Werte im Gesundheitskontext zu sehen, erfahren Sie im dritten Teil der Buchreihe »Das Symptom ist ein Lügner«. Es ist ein Workbook, das Ihnen Tipps und Interventionen für ein gesundes Leben bereitstellt und Sie der »Unique Connect Gesundheitsformel« näherbringt.

6.3 STRESS, DAS EGO GEHIRN UND ÜBERGEWICHT

Gelingt es uns nicht, resilient zu sein bzw. zu werden, dann werden sich die verschiedenen Ursachen, die oft gleichzeitig anwesend sind, hochschaukeln. Dass diese Summe an Stressoren zu einer Beeinträchtigung der Gesundheit führt, haben wir in den vorherigen Kapiteln erfahren.

Stress bedeutet immer Alarmbereitschaft. Damit der Organismus adäquat reagieren kann, braucht er Energie in Form von Glucose. Diese wird unter anderem durch das Stresshormon Cortisol hergestellt, indem es katabol, d. h. Körperstruktur abbauend, wirkt. Chronischer Stress erhöht also ständig die Glucosemenge – was volkstümlich auch Zucker genannt wird. Insulin ermöglicht es nun, Zucker aus dem Blut zu den Zellen zu transportieren. Sind jedoch die Zellen vollgeladen mit Zucker, verzuckern diese und werden funktionsuntüchtig. Bevor das passiert, können die Zellen ihre Eingangstore für Insulin, die sogenannten Insulinrezeptoren, abschalten. Die Zellen entwickeln eine Insulinresistenz. Der Zucker kann nicht mehr in die Zellen gelangen und verbleibt im Blut und in der extrazellulären Matrix. Ein anderer Weg, die Körperstrukturen insulinresistent zu machen, wird durch das egoistische Gehirn und das egoistische Immunsystem eindrucksvoll bewerkstelligt (siehe Kapitel »Wer hat das größere Ego?«).

Wie schon erwähnt, kann das tyrannische Gehirn alle anderen Systeme dominieren. Dass dies aber auch direkt etwas damit zu tun hat, ob wir dick werden, scheint auf den ersten Blick nicht erklärbar.

Stellen wir uns der Frage: »Warum führt eine Fehlfunktion des egoistischen Gehirns zu Übergewicht?« Lassen Sie uns mal etwas tiefer in den Kaninchenbau gehen. Die folgenden Zusammenhänge sind für den Laien sicherlich nicht ganz leicht nachzuvollziehen, aber für das Verständnis, wie das egoistische Gehirn maßgeblich zu Übergewicht beiträgt, wesentlich. Ich habe das Kapitel daher so einfach wie möglich gehalten. Wie funktioniert das egoistische Gehirn?

6.4 BRAIN PULL – DER »ZUG« DES GEHIRNS

Das Gehirn selbst stellt den Energiebedarf fest und kontrolliert seine Energieanforderungen. Brain Pull kann als die Kraft verstanden werden, mit der das Gehirn die verfügbare Energie aus dem Körper zieht (engl. brain = Gehirn, pull = ziehen). Stellen also die Energiefühler im Gehirn einen Energiebedarf des Gehirns fest, dann schickt es ein Signal in den Körper mit der Botschaft: Energie liefern! Um diese Nachricht zu kodieren und zu versenden, bedient sich das Gehirn seiner mächtigsten Trumpfkarte – dem Stresssystem. So gelangt über die absteigenden sympathischen Stressnervenbahnen an die Bauchspeicheldrüse: Insulinausschüttung drosseln![251]. Durch die so verminderte Insulinkonzentration im Blut kommt es dazu, dass Muskeln und Fett jetzt keine Glucose aufnehmen können. Denn Insulin (siehe Kapitel »Energie – Das Gut des Körpers«) ist der Schlüssel, um die Speicher aufzuschließen. Eine Insulindrosselung lässt die Speicher-Tore für alle Körperstrukturen also geschlossen[252]. Da das Gehirn seine Energie (Glucose) auch ohne Insulin aufnehmen kann[253], ist dieser Kunstgriff ideal für das Gehirn. Es schneidet also die Speicherorgane vorübergehend vom Energienachschub ab und sichert sich den Großteil der angelieferten Glucose-Energie – mmhh, lecker. Das Gehirn und der Körper stehen in ständigem Konkurrenzkampf um Energie[137]. Dieser Vorgang nennt sich Brain-Pull und ist der entscheidende Schritt zur Energiebereitstellung des Gehirns[199].

Wenn aber nicht genug Glucose im Blut zirkuliert, müssen entsprechende Gegenmaßnahmen getroffen werden. Zuerst werden sich die

Körperdepots wie Muskulatur, Fettspeicher und Leber entleeren, so dass nun der Nachschub in einem zweiten Schritt erfolgen muss. Die Signale kennen wir: Wir verspüren Appetit und Heißhunger. Das ist der Body Pull.

6.5 BODY PULL – DER »DRUCK« INS GEHIRN

Der Körper zieht sich entsprechend seines Füllstands Energie – und zwar durch Essen aus der nahen Umgebung, zum Beispiel aus dem Kühlschrank.

Es gibt noch einen weiteren Pull – den Such Pull. Dieser veranlasst uns, Energie aus der entfernten Umgebung (heute Markt, früher Wald) zu suchen. Der Body Pull etabliert sich erst, wenn der Brain Pull dauerhaft gestört ist. Dieser wird vor allem durch ständige Cortisolspitzen (ständige Aktivierung des Stresssystemes) entkräftet und kann die Insulinausschüttung nicht mehr dominierend abschalten. Das gefährliche daran ist, dass Cortisol ebenfalls durch die Krisensituation des »Hungerns« ausgelöst wird. Eine Kalorienrestriktion ist aus Sicht der Hirnregion zweifelsohne eine sehr ernstzunehmende Krise.

Personen, die durch Hungern abnehmen wollen, erreichen langfristig genau das Gegenteil.

Ihr Körper aktiviert das Stresssystem, das in der Folge den Brain Pull entkräftet und den Body Pull aktiviert. Zusätzlich wird dem Körper bei aktivem Body Pull Energie vorenthalten. Während Adrenalin permanent eine angespannte Versorgungslage des Gehirns signalisiert, schärft sich die Wahrnehmung für Reize von außen. Gibt es vielleicht eine andere, weniger anstrengende Methode, abzunehmen? In diesem Zustand ist das Gehirn für alternative Diätthemen besonders empfänglich. Doch schnell stellt es fest, dass es auch dadurch das Problem der Energieverknappung nicht lösen kann. Irgendwann wirft man alle Vorsätze über Bord und das Gehirn ist wieder glücklich.

Wie nagt Stress am Brain Pull? Wie können Sie sich das vorstellen?

Der amerikanische Stressforscher Bruce Mc Ewen erklärt das so: »Es geht darum, was geschieht, wenn etwas zu häufig und zu stark gebraucht wird«, z. B. ein Auto mit einer zerkratzten und verbeulten Karosserie, ein stark abgenutztes Paar Schuhe oder eine Metallfeder, die man überdehnt und die danach ausgeleiert ist. Auf den Menschen bezogen meint er den Verschleiß von Körper und Gehirn, der dadurch entsteht, dass die Stresssysteme permanent überaktiviert werden und durch die Überbelastung ihre schützende Eigenschaft verlieren. Wir erinnern uns an die mächtige Wirkung des Cortisols auf unser Stresssystem und die damit verknüpfte Brain Pull Funktion. Jede übermäßige Ausschüttung des Stresshormons wird gespeichert und kann zu neuronalen Veränderungen führen, die den Brain Pull dauerhaft entkräften. **Kurzum: Jede exzessive Cortisolspitze, egal ob diese wertebezogen, psychisch, emotional, sozial oder im beruflichen Kontextausgelöst wird, führt maßgeblich zur Abschwächung des Brain Pulls.**

Das führt dazu, dass das Gehirn Schwierigkeiten hat, sich im Wettstreit mit dem Körper um die Energieressourcen durchzusetzen. Es wird für das Gehirn immer schwieriger, an Glucose zu kommen, weil seine Kontrolle über die Insulinausschüttung immer schwächer wird. Immer mehr Energie wandert in die anderen Körperstrukturen wie Muskeln und Fettgewebe, statt das Gehirn mit Energie zu versorgen. Doch das Gehirn hält an dem »Gehirn-zuerst-Prinzip« fest und versucht, sich nahezu um jeden Preis durchzusetzen. So setzt das evolutionär genial konstruierte Brain Pull System den Notfallplan B in Kraft. Mehr essen. Der Body Pull wird jetzt immer öfter und immer schneller aktiviert. Und er dient jetzt nicht mehr vorranging dazu, die Energielager zu auffüllen, sondern das Blut direkt mit Zucker anzureichern.

Die Arbeitsweise hat sich nun gewandelt von einer aus körpereigenen Ressourcen (Abbau von körpereigenem Fett), auf eine auf äußere Ressourcen ausgerichtete Beschaffungsstrategie. **Das Gehirn zieht nun nicht mehr die Energie zu sich, es wird sozusagen passiv überschwemmt.**

Dies lässt sich an einem einfachen Beispiel veranschaulichen.

Faires Teilen

Nehmen wir an, wir essen zum Frühstück zwei Brötchen. Bei gesundem Brain Pull wird die Nahrungsenergie geteilt – ein Brötchen für das Gehirn und das andere für den Körper. Bei einem inkompetenten Brain Pull bleibt dem Gehirn aber nur noch die Energie eines halben Brötchens, eineinhalb verschwinden in den Körperspeichern. Was wird das Gehirn also tun? Nach mehr Nahrung verlangen – entweder in Form eines Snacks, einer Zwischenmahlzeit oder einer größeren Mahlzeit. Dann bekommt es zwar wieder sein ganzes Brötchen, aber es gelangen drei Brötchen in den Körper und damit ins Fettgewebe. Das führt auf Dauer zu einem erhöhten Körperumfang.

Chronischer Stress führt zu einer Erhöhung des Blutzuckers und damit in der Folge auch zu einer ständigen Insulin-Ausschüttung. Ist Insulin in Folge ständig erhöht, werden die Zellen des Körpers mit zunehmender Zeit insulinresistent. Dadurch verbleibt der Zucker in den Gefäßen, wo er potenziell gefährlich ist. Der Körper registriert diese Gefahr des erhöhten Blutzuckers und schüttet als Notfallmaßnahme und Gegenregulation noch mehr Insulin aus – das ist der Zustand, den wir als Diabetes Typ 2 kennen.

Gelingt es dem Gehirn nicht mehr, die ganze Energie über die Drosselung der Insulin-Ausschüttung an sich zu reißen, tritt Plan B ins Spiel.

Ein Grund für die Entkräftung des Brain Pulls und die damit verbundene Aktivierung des Body Pulls ist seine schwindende Kraft, Insulin zu »unterjochen«.

Da sich das Gehirn nun mit den anderen Körperstrukturen die Glucose teilen muss, da Insulin die Glucose nun in die anderen Gewebe verteilen kann, wird einfach der Plan B (mehr essen) aktiviert. Das geht sogar so weit, dass es zu nächtlichen Hungerattacken kommen kann. Obwohl sich das Gehirn in der Nacht im Sparmodus befindet und bis zu 40 % unter dem Tageswert[254] liegt, kann es sein, dass Menschen nachts aufstehen und das dringende Bedürfnis haben zu essen. Solange Plan B funktioniert, ist das Gehirn versorgt und zufrieden. Der Haken an der Sache ist, dass der Körper deutlich mehr Energie als sonst aufnehmen muss, um die Grundversorgung des Gehirns zu decken.

Als Nebeneffekt entsteht ein Energieüberschuss in den Fettdepots. Die Folge: Der Körper nimmt an Gewicht zu und kann es nicht mehr verlieren.

Plan C wäre die dritte und letzte Stufe und bedeutet, dass es keinen Energiekompromiss mehr gibt. Das Gehirn fährt energiereiche nicht lebensnotwendige Systeme herunter. Körpertemperatur wird gesenkt, Wundheilung verlangsamt sich, Mütter können nicht mehr stillen, bei Kindern kann es zu Wachstumsstörungen kommen. Nimmt die Energiezufuhr weiter ab, kommt es zur finalen Krise. Das letzte Opfer des Gehirns ist die Wachheit – der Mensch fällt ins Koma. Es tritt die Neuroprotektion ein, die verhindert, dass es zu einem Massensterben der Gehirnzellen kommt. Forscher der anerkannten Yale Universität publizierten die Glucose-Karte im Gehirn im »Current Biologie«[255]. Sie haben einen Test entdeckt, der den Bewusstseinsstatus von Komapatienten misst und sogar voraussagen soll, wann und ob sie aufwachen. Ihre Ergebnisse deuten darauf hin, dass eine höhere Glucose-Stoffwechselrate im Gehirn eher dazu führt, dass der Patient das Bewusstsein wiedererlangt. In beinahe allen Fällen sagte die Energie im Gehirn den Bewusstseinszustand oder seine anschließende Erholung voraus.

Zusammenfassend lässt sich sagen, dass jede übermäßige Ausschüttung des Stresshormones Cortisol gespeichert wird und zu neuronalen Veränderungen führt, die den Brain Pull dauerhaft entkräften. Der Notfallplan B sorgt dafür, nicht mehr vorranging die Energiedepots (Muskel, Leber) aufzufüllen, sondern das Blut direkt mit Zucker anzureichern. Er bringt uns dazu, mehr zu essen und damit auch mehr Fett zu speichern[256]. Wir nehmen an Gewicht zu und werden dick. Man könnte auch sagen, dass jeder Übergewichtige einen inkompetenten Brain Pull hat. Nahrung hat also praktisch kaum einen Einfluss darauf, ob ein Mensch dick wird – vorausgesetzt, sein Brain-Pull ist intakt. Übergewichtige Menschen »verhungern« also im Gehirn.

Jeder, der schon einmal eine Diät gemacht hat, kennt solche Situationen. Der Verzicht, das Mit-sich-ringen um jede Mahlzeit, die schlechte Laune, die quälenden Heißhungerattacken und die ständigen Gedanken ans Essen nagen am Felsen der Entschlusskraft – bis zu jenem entscheidenden Moment der Schwäche, in dem man alle Vorsätze über Bord wirft. Plötzlich scheint alles egal, Hauptsache mal wieder »richtig« essen.

Ratgeber und Zeitschriften suggerieren, dass die Sache mit dem Abnehmen doch ganz einfach sei. Gewicht verlieren ist schließlich nur eine Willensfrage, nicht wahr? Schlanksein ist dabei längst zu einer zentralen Wertenorm in unserer Gesellschaft geworden und wer ihr nicht entspricht, hat es schwerer, anerkannt zu werden. Schlanksein suggeriert Aktivität, Lebensfreude und Leistungsfähigkeit. Übergewicht scheint hingegen der Inbegriff mangelnder Disziplin zu sein, gepaart mit der Unfähigkeit, Verantwortung zu übernehmen. Das dachte ich auch immer, doch nun wissen Sie und ich es besser. Wer also versucht, sein Körpergewicht zu verlieren, sollte sich darüber im Klaren sein, dass hier drei Komponenten untrennbar miteinander verbunden sind:[136,144,241,257] Energiebedarf des Gehirns, Stresssystem und Körpergewicht.

Stresssyndrome halten den Energiebedarf des Gehirns hoch. Ungelöste und vor allem lange schwelende Konflikte können zu einem Verhalten führen, das sich »Comfort Eating« nennt. Der Grund ist, dass permanenter psycho-sozialer Stress z. B. durch dominante Arbeitskollegen oder Mobbing in der Schule dazu führt, dass das Gehirn stetig und in wachsendem Maße Energie verbraucht und anfordert. Zunächst wird dazu der Brain Pull aktiviert, der den erhöhten Energiebedarf im Gehirn vorwiegend aus den Energiedepots im Körper abdeckt. Deshalb führt Dauerstress in vielen Fällen zuerst zu einer Gewichtsabnahme. Es gibt aber Menschen, die sich und ihr Stresssystem an einen solchen nur schwer ertragenden Dauerzustand anpassen. Wie Sie schon mehrfach gelesen haben, verliert der Brain Pull bei einem ständig erhöhten Stressniveau mittel- oder langfristig irgendwann einen Teil seiner Kompetenz.

So verschiebt sich die Energieanforderung vom Brain Pull zum Body Pull und in der Folge entwickelt sich die Bewältigungsstrategie des »Comfort Eating«. So wird der erhöhte Hirnbedarf durch vermehrtes Essen gedeckt. Wer so handelt, verspürt die Entlastung des Stresssystems (Essen tröstet!), was aber in der Folge zu einem wachsenden Körpergewicht führt.

Mittlerweile weiß man auch, dass toxischer Stress eher verzehrend ist, diese Menschen werden eher dünn, haben aber ein erhöhtes viszerales Fettdepot, also in und zwischen ihren Organen des Bauchraums. Ihr lebenslanges Risiko für körperliche und geistige Störungen sind erhöht[258]. Dieser Stresstyp trägt das größte Herzkreislauf-Mortalitätsrisiko[259-263]. Menschen, die sich nicht an Stress gewöhnen können (Non Habitation), werden also eher dünn und verlieren an Gewicht.

Gewichtsabnahme durch Sport oder Nahrungskarenz haben keinen Einfluss auf ein verlängertes Leben[264]

Das zeigte die große Look AHEAD Studie von 2013. Das interessante dabei ist, dass ein bisschen Übergewicht sogar lebensschützend sein kann[265,266]. Menschen, die sich an Stress anpassen, man spricht hier in der Forschung von Habituation (Gewöhnung), werden eher an Gewicht zunehmen[267] und länger leben[268]. Diese Gewichtszunahme ist aber proportional am ganzen Körper im Unterhautfettgewebe verteilt.

Wie das Hinterherjagen nach Wertennormen (schlank sein) uns dazu führt, krank zu werden, ist ein wesentlicher Bestandteil des zweiten Teils von »Das Symptom ist ein Lügner« – es geht um Bewegung und Psyche.

Woran Sie erkennen, ob Sie einen guten Brain Pull haben und was Sie selbst tun können, erfahren Sie im Work Book, also dem dritten Buch.

KAPITEL

7 ZUSAMMENFASSUNG

»Revolution ist nicht das, was die meisten Menschen denken. Revolution ist, wenn du den Fernseher ausschaltest und anfängst, dich zu bilden und selbst zu denken.«

Wir sind in einem Zeitalter angekommen, das durch Kommunikation und Information definiert wird. Nie hatten wir Zugriff auf mehr Informationen und wahrscheinlich war die Kommunikation nie schlechter. Die Möglichkeiten des Informationsaustausches erscheinen grenzenlos. Wir leben in einer Epoche des Real-Time Web, des weltweiten Internets in Echtzeit. Wir können mit Menschen am anderen Ende der Welt in einer Geschwindigkeit kommunizieren, als säßen wir neben ihnen – beinahe jedenfalls. So wie wir im allgemeinen Information verstehen, ist sie nach außen gerichtet, global. Aber was ist mit unserer Kommunikation im Inneren? Wir tragen in uns ein Kommunikationssystem, das sich in seiner Komplexität und Geschwindigkeit durchaus mit dem World Wide Web messen kann. Das Gehirn als Zentrum dieses Netzwerkes sendet und empfängt Informationen in Echtzeit. Es kommuniziert über das Nervensystem mit allen Teilen des Körpers und organisiert so unter anderem seine eigene Energieversorgung. Doch was weiß ich oder erfahre ich als Mensch eigentlich von diesem gigantischen Informationsaustausch? Nur das, von dem ich Kenntnis habe, und das ist bei den meisten Menschen nur ein Bruchteil der Botschaften des Körpers.

Was aber nun, wenn Sand ins Getriebe dieses faszinierenden Zusammenspiels der Systeme kommt und der Organismus Mensch allmählich ins Stocken kommt, ja krank wird? Oft interpretieren wir die Botschaft nicht richtig, weil uns Wissen fehlt. Funktioniert das Internet an unserem Computer nicht, dann holen wir fachmännische Hilfe in Form eines Internet-Computernotdienstes. Funktioniert unser internes Kommunikationsnetzwerk der Systeme nicht, können wir, das können Sie mir glauben oder nicht, immer noch am besten uns selbst zu helfen. **Dafür braucht es im ersten Schritt nur eins: Wissen und die dadurch mögliche Interpretation.**

Deswegen eine kompakte Zusammenfassung: Es wäre schön, wenn der Körper mit uns kommunizieren und so etwas in der Art sagen würde: »Halt, stopp mal, verschwende keine Energie in diesen Streit, oder ruh' dich mal mehr aus, oder lass' das hinter dir. Wenn du so weiter machst, wirst du bald ernsthafte Probleme bekommen.« Das macht der Körper bereits! Über die Symptome.

Ab sofort können Sie diese Symptome besser deuten als je zuvor.

Anfangs schrieb ich, der Körper ist eine Aktio-Reaktio-Maschine. Wenn Sie ihm von außen oder auch von innen Reize geben, wird der Körper sofort reagieren. Mit seinen Stresssystemen reagiert er auf diese Reize und kann damit Energie umverteilen. Organe und Körpersysteme, die bei Stress mehr Energie benötigen und Organe, die bei Stress auf Energie verzichten müssen, sind sich in diesem hochakuten Zustand auch einig. Hält dieser Zustand länger an, sprechen wir von chronischem Stress. Dieser hält die Energieverteilung in den Stresssystemen und es kommt zu Vernachlässigungen und Störungen von Körper- und Organsystemen. So ist bei fast allen Erkrankungen ein Leaky Gut – ein brüchiger Darm sowie eine Low Grade Inflammation zu finden. Dies führt dazu, dass Pathogenen nun Tür und Tor offensteht und diese permanent aus dem Darm in das Körperinnere gelangen.

Das veranlasst das egoistische Immunsystem, die Kontrolle über den Organismus Mensch zu übernehmen. Ess- und Bewegungsverhalten verändern sich hinzu wenig Bewegung und kohlenhydratreicher Ernährung (hochkalorische und schnell verwertbare Energie). Muskulatur wird vernachlässigt mit Energie (Glucose) versorgt, ja sogar abgebaut. Somit agiert die Muskulatur nicht mehr als Energiekonkurrent zum Immunsystem. In Folge können daraus Schmerzen in der Muskulatur oder biomechanische Fehlstatiken resultieren. Des Weiteren kommt es zu Veränderungen der Darmbakterien zugunsten der Firmicuten, welche Kohlenhydrate noch besser verstoffwechseln können und dazu führt an Gewicht zuzunehmen. Verschiedene Stoffe aus dem Fettgewebe führen wiederum zu Entzündungen, was eine neue Stresskaskade hervorbringt. **Ein ewigwährender Teufelskreis, der seine Maschen immer enger zieht, entsteht.**

Dazu gesellen sich Mikronährstoff-Mangel wie Vitamin D, Omega 3, B12, Zink, etc. entweder durch einen Mangel an entsprechenden Lebensmitteln, die stattdessen oft Geschmacksverstärker, Pestizide, Herbizide beinhalten, oder durch eine erhöhte Stoffwechseltätigkeit wegen der permanenten Alarmbereitschaft des Organismus. Diese Daueraktivierung der Zellen mit der Nachfrage nach Kohlenhydraten führt mit anderen Schlacken zu einer Vermüllung der extrazellulären Matrix. Diese bildet das Medium, den Kommunikationsmarktplatz, des Nerven-, Hormon-, Immun-Muskelsystems[32]. Leitet dieses Kommunikationsnetzwerk nicht oder nur verzögert weiter, kann es zu Abstimmungsfehlern zwischen den Systemen kommen. Diese Abstimmungsfehler sind ein wesentlicher Bestandteil der Füllung des Lebensfasses (siehe Abb. 18). Dazu kommen Medikamente, wie Antibiotika und Cholesterinsenker, sitzende Tätigkeiten und die Summation der Erstschläge aus den physischen, emotionalen und psychischen Aspekten des Lebens. Besitzen wir nicht genug Ressourcen, um eine ausreichende Resilienz aufzubauen, läuft unser Lebensfass immer weiter voll, um irgendwann überzulaufen. Leider ist dies nicht der Ablauf – also der rote Faden einer Erkrankung oder eines Symptomes. Die Individualität jedes Einzelnen ist hier zu bewahren und die »Ursache« ist wohl bei jedem Menschen.

Viele dieser Mechanismen laufen gleichzeitig über Jahre ab und zeigen sich erst ab einem bestimmten Zeitpunkt. Der Körper reagiert dabei immer gegen akute Probleme, indem er zum Beispiel Eiweiße für das Immunsystem opfert und bereitstellt. Dass im nächsten Schritt diese Eiweiße fehlen und dort zu Symptomen führen, interessiert ihn in der Akut-Phase nicht.

Viele Symptome kündigen sich im Vorhinein an.

Diese werden aber oft falsch interpretiert und einfach gedanklich weggeschoben. »Was von alleine kommt, geht auch von alleine« ist dann von vielen Seiten zu hören.

Sie fragen sich vielleicht, wie Sie dieses gigantische Thema Gesundheit beherrschen und für sich nutzen können? Das scheint in erster Linie ein Problem darzustellen. Es kommt, wie immer im Leben ganz auf Sie persönlich an. Die Psychologie bringt es auf den Punkt.

»Wenn du dich in erster Linie auf Probleme fokussierst, wirst du mehr Probleme haben. Wenn du dich auf Möglichkeiten fokussierst, wirst du mehr Chancen haben.« “

Diese Chancen, die sich hier auftun, das Wissen, wie der Organismus Mensch funktioniert, ermöglichen letzten Endes, die richtigen Hebel zu betätigen und die falschen zu meiden (zum Beispiel Langzeit-Medikation bei chronischen Schmerzen).

Die »Straßenhypothesen« wie »Mach' mal Sport« oder »Iss' doch einfach weniger«, sollten Sie spätestens ab jetzt sehr stark hinterfragen.

Das Schöne an diesem Deep Learning ist, dass dies so oder so in Ihrem Unterbewusstsein verankert wird und dadurch Ihrem Autopiloten die Chance erhöht, die richtige Route zu finden.

Dieses Wissen erst ermöglicht, die Interventionsempfehlungen im Work Book richtig umzusetzen und dem Körper die Möglichkeit zu geben, das zu tun, was er am besten kann. Selbstregulation. Vergessen Sie dabei auch nicht (an)zuerkennen, dass Krankheit die Reizbeantwortung des Organismus ist, und nicht das Problem. Erst diese neue Sichtweise eröffnet neue Handlungsweisen. Diese Komplexität lässt sich folgendermaßen zusammenfassen: »Help the System, help the Body«.

KAPITEL

8 AUSBLICK

Das große ganze Bild öffnet sich mit dem zweiten Teil der Buchreihe »Das Symptom ist ein Lügner – Psyche und Bewegung – (Un-)Verstanden«. Anhand von Beispielen und wissenschaftlicher Literatur werden die Zusammenhänge von Psyche und Körper aufgezeigt. Das ist der Bereich der Psychosomatik – oder auch »Wenn der Arzt nichts findet«. Gibt es keine nachweisliche Erklärung, ist es meist die Psyche oder der Stress.

Im Workbook mit dem Untertitel »Die Unique Connect Gesundheitsformel«, also dem dritten Teil von »Das Symptom ist ein Lügner«, erfahren Sie Interventions-Möglichkeiten für sich selbst. Erinnern Sie sich noch an den Holzfäller vom Anfang des Buches? Er schärft erst seine Axt, bevor er zur Tat schreitet. Analog ist es auch hier.

Erst Wissen ermöglicht gezielte gewinnbringende Interventionen.

Die Psyche ist so stark, dass sie sprichwörtlich Berge versetzen kann. Doch wie macht sie das? Wie kann es zu Scheinschwangerschaften kommen, in denen das gesamte Körpersystem sich nachweislich auf eine Schwangerschaft ein- und umstellt, obwohl keine reale Schwangerschaft vorliegt? Das ist nur ein Beispiel für die Macht der Psyche.

Was gilt nun als psychischer Stress?

Darunter sind Wertvorstellungen und Glaubenssätze, die dem Unterbewusstsein entspringen und die uns oft hindern, gesund zu werden. Weitere Themen sind der Einfluss der Erwartungen, die wir an uns und an andere und an die Medizin haben. Falsche Erwartungen führen unweigerlich zu Leid und Trauer im Privat-, Berufs- und Gesundheitskontext und manövrieren uns nur tiefer in einen Krankheits-Teufelskreis. Der Kontext – oder auch das gesunde Umfeld – ist wesentlicher Teil eines gesunden Menschen und sollte immer mit betrachtet werden.

Niemand wird in dem Kontext gesund, in dem er krank geworden ist.

So wie die Zellen von der Umwelt der extrazellulären Matrix abhängig sind, genau so sind wir Menschen von unserer Umwelt und unserem Umfeld abhängig.

Sozialpsychologen treffen es auf den Punkt. Wir sind der Durchschnitt der fünf Menschen, mit denen wir am meisten Zeit verbringen. Schauen Sie sich diese genau an, Sie sind der Durchschnitt davon. Wie gehen diese durchs Leben? Wie denken diese von der Welt? Was tun diese, wenn sie ein Problem haben?

Gerade in schwierigen Situationen brauchen wir vor allem eins: Hoffnung. Sie ist wohl die stärkste Kraft des Menschen. Es gibt nämlich immer Hoffnung. Wer sich die Hoffnung nehmen lässt, ist selber schuld und verhindert unwissentlich die Selbstregeneration.

Es gibt zahlreiche Geschichten, in denen Menschen von ärztlicher Seite als unheilbar und todkrank abgestempelt wurden. Trotzdem gesundeten diese wieder und leben ein normales Leben. Darunter sind Patienten im Endstadium von Krebs, mit Autoimmunerkrankungen, Diabetes und Bluthochdruck. Sie werden, nachdem Sie das Buch »Das Symptom ist ein Lügner – Psyche und Bewegung« gelesen haben, verstehen, dass es bei bestimmten Krankheiten unabdingbar ist, als Schutzfunktion einen Bluthochdruck oder einen Diabetes Typ 2 (Insulinresistenz) zu bekommen. **Ja, der Körper macht keine Fehler!**

Wer mich kennt weiß, dass das nicht esoterisch gemeint, sondern mit Studien und Fakten hinterlegt ist. Mit diesem Wissen haben Sie die Chance, den Diabetes Typ 2 wieder zu kurieren und ein gesünderes Leben zu führen.

Ein wichtiger Bestandteil ist Bewegung.

Aber welche genau, wieviel und wie oft sollte man sich bewegen? An diesem Punkt lässt sich sagen: Blindes Kraft-Training führt eher dazu, dass Symptome sich meist noch verschlimmern. Dazu ein Beispiel: Es gibt Ursache-Folge-Ketten in der biomechanischen Statik des Menschen. So passiert es häufig, wenn Sie umknicken, eine Folge-Kette über das Wadenbein und die Muskulatur der Beinrückseite dazu führen, dass Ihre Beckenbeweglichkeit nach vorne eingeschränkt wird. Trainieren Sie nun blind drauf los, wird der Körper sich Wege suchen müssen, wie er diese Beckenfehlstellung kompensieren kann. Diese führen in der Folge wiederum zu Fehlstellungen und Symptomen.

Das Motto lautet: Erst sanieren, dann trainieren.

So wie in den Köpfen Bewegung = gesund, oder Schmerz = Medikament als allgemein anerkannte Meinung und Therapiemethode herrscht, ist es lohnenswert, den Stand der Medizin heute und zukünftig zu betrachten. Ist es zum Beispiel bei Rückenschmerz noch zeitgemäß, Korrelationen zwischen Röntgen- und MRT-Bildern mit Symptomen zu suchen, obwohl Studien eindeutig zeigen, dass zu 90 % keine Zusammenhänge existieren?[269] Studien und Evidence Based Medicine sind ein Lieblingsthema von mir. Die ganze wissenschaftliche Welt schreit nach evidenzbasierter Medizin – das bedeutet: Eindeutig in der Kausalität oder Ursache-Folge-Kette nachweisbar und Therapie nach aktuellem bestem Wissensstand. Doch circa 80 % der modernen Schulmedizin ist nicht evidenzbasiert. Und noch schlimmer, genau diese erwartet von allen anderen Therapiebereichen wie der Physiotherapie, Naturheilkunde, Komplementärmedizin und Osteopathie evidenzbasierte Studien.

Evidenz können Sie sich gekürzt wie folgt vorstellen: Jemand hat Rückenschmerzen und in einer Studie wird untersucht, ob Bewegung den Schmerz lindern kann. Nun wissen Sie, dass Bewegung auch ein Stressfaktor ist und unter anderem Cortisol und körpereigene Drogen (endogene Opiate) ausschüttet, die den Schmerz natürlich signifikant (das ist das Schlagwort der Wissenschaft) lindern. Nun heißt es »Sport ist gut bei Rückenschmerz«. Aber scheint niemand über den Tellerrand zu blicken? Wie lange lindert es den Schmerz? Ist die Linderung ursächlich oder symptomatisch?

Meistens ist es letzteres, und es ist fast so, als wäre Bewegung wie eine Schmerztablette, die den Schmerz betäubt, ihn nicht ursächlich behebt und den Körper in weitere Kompensationen manövriert.

Außerdem werfen wir einen Blick in die nahe Vergangenheit der Osteopathie, manuellen Therapie, Chirotherapie und Schulmedizin, sie haben nämlich gemeinsame Wurzeln. Es ist verblüffend, wie die Mechanismen und Taktiken der modernen Medizin waren und sind, damit sie genau da stehen, wo sie heute sind: Ganz oben an der Befehls- und Nahrungskette. Was können wir aus der Vergangenheit für unsere heutige Gegenwart ableiten, um vorausblickend gesund die Zukunft zu meistern?

Denken Sie immer daran. Nicht das Symptom ist das Problem, sondern das Problem ist das Problem.

Ihr Artur Müller

KAPITEL

9 LITERATURVERZEICHNIS

1. Netherlands, S. Healthy life expectancy higher. *Statistics Netherlands* https://www.cbs.nl/en-gb/News/2009/07/healthy-life-expectancy-higher.
2. The Effect of Infections on Susceptibility to Autoimmune and Allergic Diseases | NEJM. https://www.nejm.org/doi/full/10.1056/NEJMra020100?url_ver=Z39.88-2003&rfr_id=ori%3Arid%3Acrossref.org&rfr_dat=cr_pub%3Dpubmed.
3. Global, regional, and national incidence, prevalence, and years lived with disability for 301 acute and chronic diseases and injuries in 188 countries, 1990-2013: a systematic analysis for the Global Burden of Disease Study 2013. *Lancet Lond. Engl.* **386**, 743-800 (2015).
4. Initial sequence of the chimpanzee genome and comparison with the human genome | Nature. https://www.nature.com/articles/nature04072.
5. Sterberate nicht erhöht: Ärztestreiks sind gesund für Patienten. https://www.aerztezeitung.de/medizin/krankheiten/herzkreislauf/article/901089/sterberate-nicht-erhoeht-aerztestreiks-gesund-patienten.html.
6. Aktueller Report: Mehr als eine Milliarde Arztbesuche in Deutschland. https://www.aerztezeitung.de/politik_gesellschaft/versorgungsforschung/article/930305/aktueller-report-milliarde-arztbesuche-deutschland.html.
7. Brillouin, L. Maxwell's Demon Cannot Operate: Information and Entropy. I. *J. Appl. Phys.* **22**, 334-337 (1951).
8. Toyabe, S., Sagawa, T., Ueda, M., Muneyuki, E. & Sano, M. Experimental demonstration of information-to-energy conversion and validation of the generalized Jarzynski equality. *Nat. Phys.* **6**, 988-992 (2010).
9. Ärzteblatt, D. Ä. G., Redaktion Deutsches. Naturheilmittel: Hoch im Kurs. *Deutsches Ärzteblatt* https://www.aerzteblatt.de/archiv/44454/Naturheilmittel-Hoch-im-Kurs (2004).
10. Guo, R., Pittler, M. H. & Ernst, E. Hawthorn extract for treating chronic heart failure. *Cochrane Database Syst. Rev.* (2008) doi:10.1002/14651858.CD005312.pub2.
11. Akhondzadeh, S., Fallah-Pour, H., Afkham, K., Jamshidi, A.-H. & Khalighi-Cigaroudi, F. Comparison of Crocus sativus L. and imipramine in the treatment of mild to moderate depression: A pilot double-blind randomized trial [ISRCTN45683816]. *BMC Complement. Altern. Med.* **4**, 12 (2004).
12. Akhondzadeh Basti, A. *et al.* Comparison of petal of Crocus sativus L. and fluoxetine in the treatment of depressed outpatients: A pilot double-blind randomized trial. *Prog. Neuropsychopharmacol. Biol. Psychiatry* **31**, 439-442 (2007).
13. Watve, M. G. & Yajnik, C. S. Evolutionary origins of insulin resistance: a behavioral switch hypothesis. *BMC Evol. Biol.* **7**, 61 (2007).
14. The intelligence paradox; will ET get the metabolic syndrome? Lessons from and for Earth. - PubMed - NCBI. https://www.ncbi.nlm.nih.gov/pubmed/25089149.
15. Scholl, A. *et al.* The Burden of Power: Construing Power as Responsibility (Rather Than as Opportunity) Alters Threat-Challenge Responses. *Pers. Soc. Psychol. Bull.* **44**, 1024-1038 (2018).
16. The Sveriges Riksbank Prize in Economic Sciences in Memory of Alfred Nobel 2002. *NobelPrize.org* https://www.nobelprize.org/prizes/economic-sciences/2002/popular-information/.
17. GmbH, A.-M. D. A. Studie: Kinder aus bildungsfernen Familien häufiger krank. *Pharmazeutische Zeitung online* https://www.pharmazeutische-zeitung.de/2018-08/studie-kinder-aus-bildungsfernen-familien-haeufiger-krank/.
18. Tomljenovic, L. Aluminum and Alzheimer's Disease: After a Century of Controversy, Is there a Plausible Link? *J. Alzheimers Dis.* **23**, 567-598 (2011).

19. Dantzer, R., O'Connor, J. C., Freund, G. G., Johnson, R. W. & Kelley, K. W. From inflammation to sickness and depression: when the immune system subjugates the brain. *Nat. Rev. Neurosci.* **9**, 46-56 (2008).
20. Moseley, G. L. A pain neuromatrix approach to patients with chronic pain. *Man. Ther.* **8**, 130-140 (2003).
21. Louw, A., Diener, I., Landers, M. R., Zimney, K. & Puentedura, E. J. Three-year follow-up of a randomized controlled trial comparing preoperative neuroscience education for patients undergoing surgery for lumbar radiculopathy. *J. Spine Surg.* **2**, 289-298 (2016).
22. Eichenberg, C. & Wolters, C. Cyberchondrie oder „Der eingebildete Kranke 2.0": Gesundheitsängste und Internet. *Hautnah Dermatol.* **30**, 18-24 (2014).
23. White, R. W. & Horvitz, E. Cyberchondria: Studies of the escalation of medical concerns in Web search. *ACM Trans. Inf. Syst.* **27**, 1-37 (2009).
24. Murray, E. *et al.* The impact of health information on the Internet on health care and the physician-patient relationship: national U.S. survey among 1.050 U.S. physicians. *J. Med. Internet Res.* **5**, e17 (2003).
25. McDougall, C. & Roller, W. *Born to Run: ein vergessenes Volk und das Geheimnis der besten und glücklichsten Läufer der Welt.* (Heyne, 2015).
26. Medizinnobelpreis 1912: Alexis Carrel. http://universal_lexikon.deacademic.com/271501/Medizinnobelpreis_1912%3A_Alexis_Carrel.
27. Dauth, S. *et al.* Extracellular matrix protein expression is brain region dependent. *J. Comp. Neurol.* **524**, 1309-1336 (2016).
28. Faulk, D. M., Johnson, S. A., Zhang, L. & Badylak, S. F. Role of the extracellular matrix in whole organ engineering. *J. Cell. Physiol.* **229**, 984-989 (2014).
29. Melrose, J., Smith, S. M., Appleyard, R. C. & Little, C. B. Aggrecan, versican and type VI collagen are components of annular translamellar crossbridges in the intervertebral disc. *Eur. Spine J. Off. Publ. Eur. Spine Soc. Eur. Spinal Deform. Soc. Eur. Sect. Cerv. Spine Res. Soc.* **17**, 314-324 (2008).
30. Morawski, M., Brückner, G., Arendt, T. & Matthews, R. T. Aggrecan: Beyond cartilage and into the brain. *Int. J. Biochem. Cell Biol.* **44**, 690-693 (2012).
31. Structural disorder and dynamics of elastin. - PubMed - NCBI. https://www.ncbi.nlm.nih.gov/pubmed/20453927.
32. *Das System der Grundregulation Grundlagen einer ganzheitsbiologischen Medizin.* (Karl F. Haug, 2014).
33. Bobrovskiy, I. *et al.* Ancient steroids establish the Ediacaran fossil *Dickinsonia* as one of the earliest animals. *Science* **361**, 1246-1249 (2018).
34. Berlin, C.-U. Pressemitteilung. https://www.charite.de/service/pressemitteilung/artikel/detail/neuer_sonderforschungsbereich_zur_diagnostischen_radiologie_an_der_charite/.
35. Schleip, R., Mechsner, F., Zorn, A. & Klingler, W. The Bodywide Fascial Network as a Sensory Organ for Haptic Perception. *J. Mot. Behav.* **46**, 191-193 (2014).
36. Rolf, I. P. & Schwind, P. *Rolfing: strukturelle Integration ; Wandel und Gleichgewicht der Körperstruktur.* (Hugendubel, 1997).
37. Varela, F. J. & Frenk, S. The organ of form: towards a theory of biological shape. *J. Soc. Biol. Struct.* **10**, 73-83 (1987).
38. Garfin, S. R. *et al.* Role of fascia in maintenance of muscle tension and pressure. *J. Appl. Physiol.* **51**, 317-320 (1981).
39. Frantz, C., Stewart, K. M. & Weaver, V. M. The extracellular matrix at a glance. *J. Cell Sci.* **123**, 4195-4200 (2010).
40. Clause, K. C. & Barker, T. H. Extracellular matrix signaling in morphogenesis and repair. *Curr. Opin. Biotechnol.* **24**, 830-833 (2013).
41. Theocharis, A. D., Skandalis, S. S., Gialeli, C. & Karamanos, N. K. Extracellular matrix structure. *Adv. Drug Deliv. Rev.* **97**, 4-27 (2016).
42. It pays to have a spring in your step. https://www.ncbi.nlm.nih.gov/pmc/articles/PMC2821187/.
43. Pergialiotis, V. *et al.* Bisphenol A and adverse pregnancy outcomes: a systematic review of the literature. *J. Matern. Fetal Neonatal Med.* **31**, 3320-3327 (2018).
44. Athenstaedt, H. PYROELECTRIC AND PIEZOELECTRIC PROPERTIES OF VERTEBRATES. *Ann. N. Y. Acad. Sci.* **238**, 68-94 (1974).
45. Segerstrom, S. C. & Miller, G. E. Psychological stress and the human immune system: a meta-analytic study of 30 years of inquiry. *Psychol. Bull.* **130**, 601-630 (2004).
46. Matzinger, P. The danger model: a renewed sense of self. *Science* **296**, 301-305 (2002).

47. Blalock, J. E. & Smith, E. M. Conceptual development of the immune system as a sixth sense. *Brain. Behav. Immun.* **21**, 23-33 (2007).
48. Craig, A. D. B. Human feelings: why are some more aware than others? *Trends Cogn. Sci.* **8**, 239-241 (2004).
49. Arnsten, A., Mazure, C. M. & Sinha, R. This is your brain in meltdown. *Sci. Am.* **306**, 48-53 (2012).
50. Yang, G., Liao, W., Shen, M. & Mei, H. Insight into neural mechanisms underlying discogenic back pain. *J. Int. Med. Res.* **46**, 4427-4436 (2018).
51. Takebayashi, T., Cavanaugh, J. M., Kallakuri, S., Chen, C. & Yamashita, T. Sympathetic afferent units from lumbar intervertebral discs. *J. Bone Joint Surg. Br.* **88-B**, 554-557 (2006).
52. Ondicova, K. & Mravec, B. Multilevel interactions between the sympathetic and parasympathetic nervous systems: a minireview. *Endocr. Regul.* **44**, 69-75 (2010).
53. Beith, I. *An assessment of the adaptive mechanisms with in and surroundingt the perophéral nervous system, during changes in nerve bed lenght resulting from unterlying joint movement.* (Schacklock M. Moving in Pain, Butterworth-Heinemann, 1995).
54. Ricker, G. *Pathologie als naturwissenglishschaft. relationspathologie. fur.* (Springer, 1924).
55. Jänig, W., Levine, J. D. & Michaelis, M. Chapter 10. Interactions of sympathetic and primary afferent neurons following nerve injury and tissue trauma. in *Progress in Brain Research* (eds. Kumazawa, T., Kruger, L. & Mizumura, K.) vol. 113 161-184 (Elsevier, 1996).
56. Jänig, W. & Koltzenburg, M. Plasticity of sympathetic reflex organization following cross-union of inappropriate nerves in the adult cat. *J. Physiol.* **436**, 309-323 (1991).
57. Reflex sympathetic dystrophy: changing concepts and taxonomy - ScienceDirect. https://www.sciencedirect.com/science/article/pii/030439599500110E.
58. Speranski, A. *Grundlage einer Theorie der Medizin. Ins Deutsche übertragen von KR.* (1950).
59. Bohm, D. *Wholeness and the Implicate Order*. (Routledge, 1980).
60. Falkenburg, B. *Teilchenmetaphysik: zur Realitätsauffassung in Wissenschaftsphilosophie und Mikrophysik*. (Spektrum Akad. Verl, 1995).
61. Feynman, R. P., Leighton, R. B. & Sands, M. L. *Vorlesungen über Physik*. (Oldenbourg, 1987).
62. Fischer, L. & Huneke, J. *Neuraltherapie nach Huneke: Grundlagen, Technik, praktische Anwendung*. (Hippokrates Verl, 1998).
63. Maurer, H. & Books on Demand GmbH. *Metaanalyse des Paradigmas der Selbstorganisation unter Einschluss der nichtlinearen dynamischen komplexen Systeme Eine wissenschaftstheoretisch-naturwissenschaftliche Kurzeinführung*. (2017).
64. Prigogine, I. & Stengers, I. *Dialog mit der Natur: neue Wege naturwissenschaftlichen Denkens*. (Piper, 1981).
65. Garamendi-Ruiz, I. & Gómez-Esteban, J. C. Cardiovascular autonomic effects of vagus nerve stimulation. *Clin. Auton. Res.* **29**, 183-194 (2019).
66. Láinez, M. J. & Jensen, R. Noninvasive neuromodulation in cluster headache. *Curr. Opin. Neurol.* **28**, 271-276 (2015).
67. Nesbitt, A. D., Marin, J. C. A., Tompkins, E., Ruttledge, M. H. & Goadsby, P. J. Initial use of a novel noninvasive vagus nerve stimulator for cluster headache treatment. *Neurology* **84**, 1249-1253 (2015).
68. Proietti Cecchini, A. *et al.* Vagus nerve stimulation in drug-resistant daily chronic migraine with depression: preliminary data. *Neurol. Sci.* **30**, 101-104 (2009).
69. Goadsby, P., Grosberg, B., Mauskop, A., Cady, R. & Simmons, K. Effect of noninvasive vagus nerve stimulation on acute migraine: An open-label pilot study. *Cephalalgia* **34**, 986-993 (2014).
70. Lenaerts, M., Oommen, K., Couch, J. & Skaggs, V. Can Vagus Nerve Stimulation Help Migraine? *Cephalalgia* **28**, 392-395 (2008).
71. Martelletti, P. *et al.* Neuromodulation of chronic headaches: position statement from the European Headache Federation. *J. Headache Pain* **14**, (2013).
72. Nagatomi, R. *et al.* Modulation of the immune system by the autonomic nervous system and its implication in immunological changes after training. *Exerc. Immunol. Rev.* **6**, 54-74 (2000).
73. Adams, M. A. & Green, T. P. Tensile properties of the annulus fibrosus. I. The contribution of fibre-matrix interactions to tensile stiffness and strength. *Eur. Spine J. Off. Publ. Eur. Spine Soc. Eur. Spinal Deform. Soc. Eur. Sect. Cerv. Spine Res. Soc.* **2**, 203-208 (1993).
74. Minihane, A. M. *et al.* Low-grade inflammation, diet composition and health: current research evidence and its translation. *Br. J. Nutr.* **114**, 999-1012 (2015).
75. Hori, T., Katafuchi, T., Take, S., Shimizu, N. & Niijima, A. The autonomic nervous system as a communication channel between the brain and the immune system. *Neuroimmunomodulation* **2**, 203-215 (1995).

76. Molina, P. E. Neurobiology of the stress response: contribution of the sympathetic nervous system to the neuroimmune axis in traumatic injury. *Shock Augusta Ga* **24**, 3-10 (2005).
77. Elenkov, I. J., Wilder, R. L., Chrousos, G. P. & Vizi, E. S. The sympathetic nerve-an integrative interface between two supersystems: the brain and the immune system. *Pharmacol. Rev.* **52**, 595-638 (2000).
78. MetaHIT Consortium *et al.* A human gut microbial gene catalogue established by metagenomic sequencing. *Nature* **464**, 59-65 (2010).
79. Patterson, E. *et al.* Gut microbiota, obesity and diabetes. *Postgrad. Med. J.* **92**, 286-300 (2016).
80. Beckmann, G. & Rüffer, A. *Mikroökologie des Darmes: Grundlagen, Diagnostik, Therapie.* (Schlüter [u.a.], 2000).
81. Lazar, V. *et al.* Aspects of Gut Microbiota and Immune System Interactions in Infectious Diseases, Immunopathology, and Cancer. *Front. Immunol.* **9**, 1830 (2018).
82. Kim, M.-H. & Kim, H. The Roles of Glutamine in the Intestine and Its Implication in Intestinal Diseases. *Int. J. Mol. Sci.* **18**, (2017).
83. Rao, R. & Samak, G. Role of Glutamine in Protection of Intestinal Epithelial Tight Junctions. *J. Epithel. Biol. Pharmacol.* **5**, 47-54 (2012).
84. Foster, J. A., Rinaman, L. & Cryan, J. F. Stress & the gut-brain axis: Regulation by the microbiome. *Neurobiol. Stress* **7**, 124-136 (2017).
85. Surawicz, C., Bowman, K. & Broussard, E. Fecal microbiota transplantation: current clinical efficacy and future prospects. *Clin. Exp. Gastroenterol.* 285 (2015) doi:10.2147/CEG.S61305.
86. Koliada, A. *et al.* Association between body mass index and Firmicutes/Bacteroidetes ratio in an adult Ukrainian population. *BMC Microbiol.* **17**, 120 (2017).
87. Cultured gut microbiota from twins discordant for obesity modulate adiposity and metabolic phenotypes in mice. https://www.ncbi.nlm.nih.gov/pmc/articles/PMC3829625/.
88. Turnbaugh, P. J. *et al.* A core gut microbiome in obese and lean twins. *Nature* **457**, 480-484 (2009).
89. Wopereis, H., Oozeer, R., Knipping, K., Belzer, C. & Knol, J. The first thousand days – intestinal microbiology of early life: establishing a symbiosis. *Pediatr. Allergy Immunol.* **25**, 428-438 (2014).
90. Turner, J. R. Intestinal mucosal barrier function in health and disease. *Nat. Rev. Immunol.* **9**, 799-809 (2009).
91. Liu, Z., Li, N. & Neu, J. Tight junctions, leaky intestines, and pediatric diseases. *Acta Paediatr. Oslo Nor. 1992* **94**, 386-393 (2005).
92. Clemente, M. G. Early effects of gliadin on enterocyte intracellular signalling involved in intestinal barrier function. *Gut* **52**, 218-223 (2003).
93. Smith, M. D., Gibson, R. A. & Brooks, P. M. Abnormal bowel permeability in ankylosing spondylitis and rheumatoid arthritis. *J. Rheumatol.* **12**, 299-305 (1985).
94. Maes, M., Kubera, M. & Leunis, J.-C. The gut-brain barrier in major depression: intestinal mucosal dysfunction with an increased translocation of LPS from gram negative enterobacteria (leaky gut) plays a role in the inflammatory pathophysiology of depression. *Neuro Endocrinol. Lett.* **29**, 117-124 (2008).
95. Mulak, A. Brain-gut-microbiota axis in Parkinson's disease. *World J. Gastroenterol.* **21**, 10609 (2015).
96. Humbert, P., Bidet, A., Treffel, P., Drobacheff, C. & Agache, P. Intestinal permeability in patients with psoriasis. *J. Dermatol. Sci.* **2**, 324-326 (1991).
97. Odenwald, M. A. & Turner, J. R. Intestinal Permeability Defects: Is It Time to Treat? *Clin. Gastroenterol. Hepatol.* **11**, 1075-1083 (2013).
98. Yacyshyn, B., Meddings, J., Sadowski, D. & Bowen-Yacyshyn, M. B. Multiple sclerosis patients have peripheral blood CD45RO+ B cells and increased intestinal permeability. *Dig. Dis. Sci.* **41**, 2493-2498 (1996).
99. Orr, J. S., Gentile, C. L., Davy, B. M. & Davy, K. P. Large artery stiffening with weight gain in humans: role of visceral fat accumulation. *Hypertens. Dallas Tex 1979* **51**, 1519-1524 (2008).
100. de Punder, K. & Pruimboom, L. Stress Induces Endotoxemia and Low-Grade Inflammation by Increasing Barrier Permeability. *Front. Immunol.* **6**, (2015).
101. Morree, J. J. de, Egmond, D. & Vieten, M. *Dynamik des menschlichen Bindegewebes: Funktion, Schädigung und Wiederherstellung.* (Elsevier, Urban & Fischer, 2013).
102. Bove, G. M. & Chapelle, S. L. Visceral mobilization can lyse and prevent peritoneal adhesions in a rat model. *J. Bodyw. Mov. Ther.* **16**, 76-82 (2012).
103. Rice, A. D. *et al.* Decreasing recurrent bowel obstructions, improving quality of life with physiotherapy: Controlled study. *World J. Gastroenterol.* **24**, 2108-2119 (2018).

104. Calafat, A. M., Ye, X., Wong, L.-Y., Reidy, J. A. & Needham, L. L. Exposure of the U.S. Population to Bisphenol A and 4-tertiary-Octylphenol: 2003-2004. *Environ. Health Perspect.* **116**, 39-44 (2008).

105. Thigpen, J. E. *et al.* The Estrogenic Content of Rodent Diets, Bedding, Cages, and Water Bottles and Its Effect on Bisphenol A Studies. *J. Am. Assoc. Lab. Anim. Sci. JAALAS* **52**, 130-141 (2013).

106. Korach, K. S. *Reproductive and Developmental Toxicology*. (1998).

107. Darbre, P. D. Environmental oestrogens, cosmetics and breast cancer. *Best Pract. Res. Clin. Endocrinol. Metab.* **20**, 121-143 (2006).

108. Gebbers, J.-O. Atherosclerosis, cholesterol, nutrition, and statins – a critical review. *Ger. Med. Sci. GMS E-J.* **5**, Doc04 (2007).

109. Virapen, J. *Nebenwirkung Tod: ein Ex-Manager der Pharmaindustrie packt aus ; [die Wahrheit über Scheinwissenschaftlichkeit, Korruption, Bestechung, Manipulation und Schwindel in der Pharmawelt.* (Buchner, 2009).

110. Sub-optimal cholesterol response to initiation of statins and future risk of cardiovascular disease | Heart. https://heart.bmj.com/content/early/2019/04/16/heartjnl-2018-314253.

111. Dahlen, G. H. *et al.* Association of levels of lipoprotein Lp(a), plasma lipids, and other lipoproteins with coronary artery disease documented by angiography. *Circulation* **74**, 758-765 (1986).

112. Zenker, G. *et al.* Lipoprotein(a) as a strong indicator for cerebrovascular disease. *Stroke* **17**, 942-945 (1986).

113. Cha, J., Niedzwiecki, A. & Rath, M. Hypoascorbemia induces atherosclerosis and vascular deposition of lipoprotein(a) in transgenic mice. *Am. J. Cardiovasc. Dis.* **5**, 53-62 (2015).

114. Vitamin C bei Arteriosklerose. *DAZ.online* https://www.deutsche-apotheker-zeitung.de/daz-az/2000/daz-21-2000/uid-6724 (2000).

115. Ness, A. R., Chee, D. & Elliott, P. Vitamin C and blood pressure – an overview. *J. Hum. Hypertens.* **11**, 343–350 (1997).

116. Bates, C. J., Walmsley, C. M., Prentice, A. & Finch, S. Does vitamin C reduce blood pressure? Results of a large study of people aged 65 or older: *J. Hypertens.* **16**, 925–932 (1998).

117. van der Hoek, Y. Y., Sangrar, W., Côté, G. P., Kastelein, J. J. & Koschinsky, M. L. Binding of recombinant apolipoprotein(a) to extracellular matrix proteins. *Arterioscler. Thromb. J. Vasc. Biol.* **14**, 1792–1798 (1994).

118. Rath, M. & Pauling, L. Hypothesis: Lipoprotein(a) is a surrogate for ascorbate. 4.

119. Hench, P. S. & Kendall, E. C. The effect of a hormone of the adrenal cortex (17–hydroxy–11–dehydrocorticosterone; compound E) and of pituitary adrenocorticotropic hormone on rheumatoid arthritis. *Proc. Staff Meet. Mayo Clin.* **24**, 181–197 (1949).

120. Besedovsky, H., Sorkin, E., Keller, M. & Müller, J. Changes in blood hormone levels during the immune response. *Proc. Soc. Exp. Biol. Med. Soc. Exp. Biol. Med. N. Y. N* **150**, 466–470 (1975).

121. Parnet, P. *et al.* Molecular identification of two types of interleukin–1 receptors in the murine pituitary gland. *J. Neuroendocrinol.* **5**, 213–219 (1993).

122. Smith, E. M. & Blalock, J. E. Human lymphocyte production of corticotropin and endorphin–like substances: association with leukocyte interferon. *Proc. Natl. Acad. Sci. U. S. A.* **78**, 7530–7534 (1981).

123. Fry, L., Mason, A. A. & Pearson, R. S. B. Effect of Hypnosis on Allergic Skin Responses in Asthma and Hay–fever. *Br. Med. J.* **1**, 1145–1148 (1964).

124. de Punder, K., Heim, C., Wadhwa, P. D. & Entringer, S. Stress and immunosenescence: The role of telomerase. *Psychoneuroendocrinology* **101**, 87–100 (2019).

125. Interleukin–1 induces conditioned taste aversion in rats: a possible explanation for its pituitary – adrenal stimulating activity – ScienceDirect. https://www.sciencedirect.com/science/article/pii/0006899388908682?via%3Dihub.

126. Neurobiology of cancer: Interactions between nervous, endocrine and immune systems as a base for monitoring and modulating the tumorigenesis by the... – PubMed – NCBI. https://www.ncbi.nlm.nih.gov/pubmed/18201897.

127. Glass, L. Synchronization and rhythmic processes in physiology. *Nature* **410**, 277–284 (2001).

128. Does rejection hurt? An FMRI study of social exclusion. – PubMed – NCBI. https://www.ncbi.nlm.nih.gov/pubmed/14551436.

129. Kross, E., Berman, M. G., Mischel, W., Smith, E. E. & Wager, T. D. Social rejection shares somatosensory representations with physical pain. *Proc. Natl. Acad. Sci.* **108**, 6270–6275 (2011).

130. Sprenger, T. *et al.* Positronenemissionstomographie (PET) in der Schmerzforschung: Von der Struktur zur Aktivität des Opiatrezeptorsystems. *Schmerz* **21**, 503–513 (2007).

131. Escobar, C. *et al.* Circadian Disruption Leads to Loss of Homeostasis and Disease. *Sleep Disord.* **2011**, (2011).

132. Ruben, M. A., Meterko, M. & Bokhour, B. G. Do patient perceptions of provider communication relate to experiences of physical pain? *Patient Educ. Couns.* **101**, 209–213 (2018).

133. Danziger, S., Levav, J. & Avnaim-Pesso, L. Extraneous factors in judicial decisions. *Proc. Natl. Acad. Sci. U. S. A.* **108**, 6889–6892 (2011).

134. Abdul Muneer, P. M., Alikunju, S., Szlachetka, A. M., Murrin, L. C. & Haorah, J. Impairment of brain endothelial glucose transporter by methamphetamine causes blood–brain barrier dysfunction. *Mol. Neurodegener.* **6**, 23 (2011).

135. Deng, Y. *et al.* Dysregulation of insulin signaling, glucose transporters, O-GlcNAcylation, and phosphorylation of tau and neurofilaments in the brain: Implication for Alzheimer's disease. *Am. J. Pathol.* **175**, 2089–2098 (2009).

136. The brain's supply and demand in obesity. https://www.ncbi.nlm.nih.gov/pmc/articles/PMC3297086/.

137. Peters, A. *et al.* The selfish brain: competition for energy resources. *Neurosci. Biobehav. Rev.* **28**, 143–180 (2004).

138. Peters, A. *et al.* Causes of obesity: Looking beyond the hypothalamus. *Prog. Neurobiol.* **81**, 61–88 (2007).

139. Kent, B. A. *et al.* The orexigenic hormone acyl-ghrelin increases adult hippocampal neurogenesis and enhances pattern separation. *Psychoneuroendocrinology* **51**, 431–439 (2015).

140. Manzanero, S. *et al.* Intermittent fasting attenuates increases in neurogenesis after ischemia and reperfusion and improves recovery. *J. Cereb. Blood Flow Metab.* **34**, 897–905 (2014).

141. Mattson, M. P., Moehl, K., Ghena, N., Schmaedick, M. & Cheng, A. Intermittent metabolic switching, neuroplasticity and brain health. *Nat. Rev. Neurosci.* **19**, 63–80 (2018).

142. Mühlau, M. *et al.* Gray Matter Decrease of the Anterior Cingulate Cortex in Anorexia Nervosa. *Am. J. Psychiatry* **164**, 1850–1857 (2007).

143. Bosy-Westphal, A. *et al.* Contribution of individual organ mass loss to weight loss – associated decline in resting energy expenditure. *Am. J. Clin. Nutr.* **90**, 993–1001 (2009).

144. Hitze, B. How the selfish brain organizes its supply and demand. *Front. Neuroenergetics* (2010) doi:10.3389/fnene.2010.00007.

145. Oltmanns, K. M. *et al.* Differential energetic response of brain vs. skeletal muscle upon glycemic variations in healthy humans. *Am. J. Physiol.-Regul. Integr. Comp. Physiol.* **294**, R12–R16 (2008).

146. Peters, A. *et al.* Why Doesn't the Brain Lose Weight, When Obese People Diet? *Obes. Facts* **4**, 2–2 (2011).

147. *Ernährungsmedizin: nach dem Curriculum Ernährungsmedizin der Bundesärztekammer.* (Georg Thieme Verlag, 2018).

148. Straub, R. H. Systemic disease sequelae in chronic inflammatory diseases and chronic psychological stress: comparison and pathophysiological model: Disease sequelae in chronic inflammation/stress. *Ann. N. Y. Acad. Sci.* **1318**, 7–17 (2014).

149. Pruimboom, L. Physical inactivity is a disease synonymous for a non-permissive brain disorder. *Med. Hypotheses* **77**, 708–713 (2011).

150. Pacheco-Lopez, G. & Bermudez-Rattoni, F. Brain-immune interactions and the neural basis of disease-avoidant ingestive behaviour. *Philos. Trans. R. Soc. B Biol. Sci.* **366**, 3389–3405 (2011).

151. Hafner, S., Radermacher, P., Frick, M., Dietl, P. & Calzia, E. Hyperglycemia, oxidative stress, and the diaphragm: a link between chronic co-morbidity and acute stress? *Crit. Care* **18**, 149 (2014).

152. Gignon, L. *et al.* Influence of Diaphragmatic Motion on Inferior Vena Cava Diameter Respiratory Variations in Healthy Volunteers: *Anesthesiology* **124**, 1338–1346 (2016).

153. Naylor, R., Hayes, C. & Egger, G. The Relationship Between Lifestyle, Metaflammation, and Chronic Pain: A Systematic Review. *Am. J. Lifestyle Med.* **7**, 130–137 (2013).

154. Wang, Z. *et al.* Evaluation of Specific Metabolic Rates of Major Organs and Tissues: Comparison Between Men and Women. *Am. J. Hum. Biol.* **23**, 333–338 (2011).

155. Wang, Z. *et al.* Specific metabolic rates of major organs and tissues across adulthood: evaluation by mechanistic model of resting energy expenditure1234. *Am. J. Clin. Nutr.* **92**, 1369–1377 (2010).

156. Tiedemann, L. J. *et al.* Central insulin modulates food valuation via mesolimbic pathways. *Nat. Commun.* **8**, 16052 (2017).

157. Role of insulin resistance and diet in acne. – PubMed – NCBI. https://www.ncbi.nlm.nih.gov/pubmed/23619434.

158. Pavičić Baldani, D., Škrgatić, L., Bukvić Mokos, Z. & Trgovčić, I. Hyperandrogenemia association with acne and hirsutism severity in Croatian women with polycystic ovary syndrome. *Acta Dermatovenerol. Croat. ADC* **21**, 105–112 (2013).

159. Lochmiller, R. L. & Deerenberg, C. Trade–offs in evolutionary immunology: just what is the cost of immunity? *Oikos* **88**, 87–98 (2000).

160. Del Rey, A. *et al.* IL–1 resets glucose homeostasis at central levels. *Proc. Natl. Acad. Sci. U. S. A.* **103**, 16039–16044 (2006).

161. Energy metabolism in sepsis and injury. – PubMed – NCBI. https://www.ncbi.nlm.nih.gov/pubmed/9290109.

162. Calder, P. C. Fuel utilization by cells of the immune system. *Proc. Nutr. Soc.* **54**, 65–82 (1995).

163. Maciver, N. J. *et al.* Glucose metabolism in lymphocytes is a regulated process with significant effects on immune cell function and survival. *J. Leukoc. Biol.* **84**, 949–957 (2008).

164. Lunt, S. Y. & Heiden, M. G. V. Aerobic Glycolysis: Meeting the Metabolic Requirements of Cell Proliferation. *Annu. Rev. Cell Dev. Biol.* **27**, 441–464 (2011).

165. Khoury, C. K. *et al.* Increasing homogeneity in global food supplies and the implications for food security. *Proc. Natl. Acad. Sci.* **111**, 4001–4006 (2014).

166. Higami, Y. *et al.* Energy restriction lowers the expression of genes linked to inflammation, the cytoskeleton, the extracellular matrix, and angiogenesis in mouse adipose tissue. *J. Nutr.* **136**, 343–352 (2006).

167. Christensen, M. H. E. *et al.* Inflammatory markers, the tryptophan–kynurenine pathway, and vitamin B status after bariatric surgery. *PLOS ONE* **13**, e0192169 (2018).

168. Maes, M., Schotte, C., Scharpé, S., Martin, M. & Blockx, P. The effects of glucocorticoids on the availability of L–tryptophan and tyrosine in the plasma of depressed patients. *J. Affect. Disord.* **18**, 121–127 (1990).

169. Jenkins, T. A., Nguyen, J. C. D., Polglaze, K. E. & Bertrand, P. P. Influence of Tryptophan and Serotonin on Mood and Cognition with a Possible Role of the Gut–Brain Axis. *Nutrients* **8**, (2016).

170. Braun, T. P. *et al.* Central nervous system inflammation induces muscle atrophy via activation of the hypothalamic–pituitary–adrenal axis. *J. Exp. Med.* **208**, 2449–2463 (2011).

171. Franssen, F. M. E., Wouters, E. F. M. & Schols, A. M. W. J. The contribution of starvation, deconditioning and ageing to the observed alterations in peripheral skeletal muscle in chronic organ diseases. *Clin. Nutr.* **21**, 1–14 (2002).

172. Danneskiold–Samsøe, B. & Grimby, G. The influence of prednisone on the muscle morphology and muscle enzymes in patients with rheumatoid arthritis. *Clin. Sci.* **71**, 693–701 (1986).

173. Hildebrand, I. L., Sylvén, C., Esbjörnsson, M., Hellström, K. & Jansson, E. Does chronic hypoxaemia induce transformations of fibre types? *Acta Physiol. Scand.* **141**, 435–439 (1991).

174. Loell, I. *et al.* Higher proportion of fast–twitch (type II) muscle fibres in idiopathic inflammatory myopathies – evident in chronic but not in untreated newly diagnosed patients: Muscle fibre type composition in myopathies. *Clin. Physiol. Funct. Imaging* **31**, 18–25 (2011).

175. Havenith, M. G., Visser, R., Schrijvers–van Schendel, J. M. & Bosman, F. T. Muscle fiber typing in routinely processed skeletal muscle with monoclonal antibodies. *Histochemistry* **93**, 497–499 (1990).

176. Zheng, A. *et al.* Quantification of carbonic anhydrase III and myoglobin in different fiber types of human psoas muscle. *Histochemistry* **97**, 77–81 (1992).

177. Lieberman, D. A., Faulkner, J. A., Craig, A. B. & Maxwell, L. C. Performance and histochemical composition of guinea pig and human diaphragm. *J. Appl. Physiol.* **34**, 233–237 (1973).

178. Mizuno, M. Human respiratory muscles: fibre morphology and capillary supply. *Eur. Respir. J.* **4**, 587–601 (1991).

179. Sánchez, J., Medrano, G., Debesse, B., Riquet, M. & Derenne, J. P. Muscle fibre types in costal and crural diaphragm in normal men and in patients with moderate chronic respiratory disease. *Bull. Eur. Physiopathol. Respir.* **21**, 351–356 (1985).

180. Leong, D. P. *et al.* Prognostic value of grip strength: findings from the Prospective Urban Rural Epidemiology (PURE) study. *Lancet Lond. Engl.* **386**, 266–273 (2015).

181. Brown, J. C., Harhay, M. O. & Harhay, M. N. Sarcopenia and mortality among a population-based sample of community-dwelling older adults. *J. Cachexia Sarcopenia Muscle* **7**, 290–298 (2016).

182. Guralnik, J. M. *et al.* A short physical performance battery assessing lower extremity function: association with self–reported disability and prediction of mortality and nursing home admission. *J. Gerontol.* **49**, M85–94 (1994).

183. Roubenoff, R. Physical Activity, Inflammation, and Muscle Loss. *Nutr. Rev.* **65**, S208–S212 (2008).

184. Rolland, Y. *et al.* Physical Performance Measures as Predictors of Mortality in a Cohort of Community–dwelling Older French Women. *Eur. J. Epidemiol.* **21**, 113–122 (2006).

185. Laukkanen, P., Heikkinen, E. & Kauppinen, M. Muscle strength and mobility as predictors of survival in 75–84–year–old people. *Age Ageing* **24**, 468–473 (1995).

186. Rantanen, T. *et al.* Muscle strength and body mass index as long-term predictors of mortality in initially healthy men. *J. Gerontol. A. Biol. Sci. Med. Sci.* **55**, M168–173 (2000).

187. Atherton, P. J., Smith, K., Etheridge, T., Rankin, D. & Rennie, M. J. Distinct anabolic signalling responses to amino acids in C2C12 skeletal muscle cells. *Amino Acids* **38**, 1533–1539 (2010).

188. Haskell, W. L. *et al.* Physical activity and public health: updated recommendation for adults from the American College of Sports Medicine and the American Heart Association. *Med. Sci. Sports Exerc.* **39**, 1423–1434 (2007).

189. Ruiz, J. R. *et al.* Association between muscular strength and mortality in men: prospective cohort study. *BMJ* **337**, a439 (2008).

190. Nadolnik, L. I. Stress and the thyroid gland. *Biochem. Mosc. Suppl. Ser. B Biomed. Chem.* **5**, 103–112 (2011).

191. Leung, A. M., Pearce, E. N. & Braverman, L. E. Iodine nutrition in pregnancy and lactation. *Endocrinol. Metab. Clin. North Am.* **40**, 765–777 (2011).

192. Pérez-lópez, F. R. Iodine and thyroid hormones during pregnancy and postpartum. *Gynecol. Endocrinol.* **23**, 414–428 (2007).

193. Chatzitomaris, A. *et al.* Thyroid Allostasis–Adaptive Responses of Thyrotropic Feedback Control to Conditions of Strain, Stress, and Developmental Programming. *Front. Endocrinol.* **8**, 163 (2017).

194. Zucchi, R., Accorroni, A. & Chiellini, G. Update on 3-iodothyronamine and its neurological and metabolic actions. *Front. Physiol.* **5**, (2014).

195. Matheson, G. O. *et al.* Prevention and Management of Noncommunicable Disease: The IOC Consensus Statement, Lausanne 2013. *Clin. J. Sport Med.* **23**, 419–429 (2013).

196. Reaven, G. M. The insulin resistance syndrome: definition and dietary approaches to treatment. *Annu. Rev. Nutr.* **25**, 391–406 (2005).

197. Straub, R. H., Cutolo, M., Buttgereit, F. & Pongratz, G. Review: Energy regulation and neuroendocrine-immune control in chronic inflammatory diseases: Review: Energy regulation and neuroendocrine-immune control. *J. Intern. Med.* **267**, 543–560 (2010).

198. Straub, R. H. Concepts of evolutionary medicine and energy regulation contribute to the etiology of systemic chronic inflammatory diseases. *Brain. Behav. Immun.* **25**, 1–5 (2011).

199. Peters, A. Build-ups in the supply chain of the brain: on the neuroenergetic cause of obesity and type 2 diabetes. *Front. Neuroenergetics* **1**, (2009).

200. Ottaviani, E., Malagoli, D., Capri, M. & Franceschi, C. Ecoimmunology: is there any room for the neuroendocrine system? *BioEssays* **30**, 868–874 (2008).

201. Duong, A. T. H. *et al.* The Clock Mechanism Influences Neurobiology and Adaptations to Heart Failure in ClockΔ19/Δ19 Mice With Implications for Circadian Medicine. *Sci. Rep.* **9**, 4994 (2019).

202. Walther, A., Breidenstein, J. & Miller, R. Association of Testosterone Treatment With Alleviation of Depressive Symptoms in Men: A Systematic Review and Meta-analysis. *JAMA Psychiatry* **76**, 31 (2019).

203. *Akupunktur: Tradition – Theorie – Praxis.* (Ullstein Mosby, 1995).

204. Wittmann, M., Dinich, J., Merrow, M. & Roenneberg, T. Social jetlag: misalignment of biological and social time. *Chronobiol. Int.* **23**, 497–509 (2006).

205. Stenvers, D. J., Scheer, F. A. J. L., Schrauwen, P., la Fleur, S. E. & Kalsbeek, A. Circadian clocks and insulin resistance. *Nat. Rev. Endocrinol.* **15**, 75–89 (2019).

206. Chen, Y. *et al.* Melatonin ameliorates intervertebral disc degeneration via the potential mechanisms of mitophagy induction and apoptosis inhibition. *J. Cell. Mol. Med.* **23**, 2136–2148 (2019).

207. Yu, G.-M. & Tan, W. Melatonin Inhibits Lipopolysaccharide-Induced Inflammation and Oxidative Stress in Cultured Mouse Mammary Tissue. *Mediators Inflamm.* **2019**, 8597159 (2019).

208. Ohashi, N., Ishigaki, S. & Isobe, S. The pivotal role of melatonin in ameliorating chronic kidney disease by suppression of the renin-angiotensin system in the kidney. *Hypertens. Res. Off. J. Jpn. Soc. Hypertens.* (2019) doi:10.1038/s41440-018-0186-2.

209. Hosseinzadeh, A. *et al.* Molecular Aspects of Melatonin Treatment in Tinnitus; a Review. *Curr. Drug Targets* (2019) doi:10.2174/1389450120666190319162147.

210. Hardeland, R. Aging, Melatonin, and the Pro- and Anti-Inflammatory Networks. *Int. J. Mol. Sci.* **20**, (2019).

211. The Nobel Prize in Physiology or Medicine 2017. *NobelPrize.org* https://www.nobelprize.org/prizes/medicine/2017/press-release/.

212. Farhud, D. & Aryan, Z. Circadian Rhythm, Lifestyle and Health: A Narrative Review. *Iran. J. Public Health* **47**, 1068–1076 (2018).

213. Thomas, M. K. *et al.* Hypovitaminosis D in Medical Inpatients. *N. Engl. J. Med.* **338**, 777–783 (1998).

214. Patrick, R. P. & Ames, B. N. Vitamin D and the omega–3 fatty acids control serotonin synthesis and action, part 2: relevance for ADHD, bipolar disorder, schizophrenia, and impulsive behavior. *FASEB J.* **29**, 2207–2222 (2015).

215. Hossein–nezhad, A. & Holick, M. F. Vitamin D for Health: A Global Perspective. *Mayo Clin. Proc.* **88**, 720–755 (2013).

216. Miliku, K. *et al.* Maternal vitamin D concentrations during pregnancy, fetal growth patterns, and risks of adverse birth outcomes. *Am. J. Clin. Nutr.* **103**, 1514–1522 (2016).

217. Vitamin D and aspects of female fertility. *HORMONES* **16**, (2017).

218. Qin, L.–L., Lu, F.–G., Yang, S.–H., Xu, H.–L. & Luo, B.–A. Does Maternal Vitamin D Deficiency Increase the Risk of Preterm Birth: A Meta–Analysis of Observational Studies. *Nutrients* **8**, 301 (2016).

219. Buckley, L. M., Leib, E. S., Cartularo, K. S., Vacek, P. M. & Cooper, S. M. Calcium and vitamin D3 supplementation prevents bone loss in the spine secondary to low–dose corticosteroids in patients with rheumatoid arthritis. A randomized, double–blind, placebo–controlled trial. *Ann. Intern. Med.* **125**, 961–968 (1996).

220. Holick, M. F. Vitamin D Deficiency. *N. Engl. J. Med.* **357**, 266–281 (2007).

221. Engelsen, O., Brustad, M., Aksnes, L. & Lund, E. Daily Duration of Vitamin D Synthesis in Human Skin with Relation to Latitude, Total Ozone, Altitude, Ground Cover, Aerosols and Cloud Thickness. *Photochem. Photobiol.* **81**, 1287 (2005).

222. Robert Koch–Institut. Verbreitung der vegetarischen Ernährungsweise in Deutschland. (2016) doi:10.17886/rki–gbe–2016–033.

223. Robert Koch–Institut. Vitamin–D–Status von Erwachsenen in Deutschland. (2016) doi:10.17886/rki–gbe–2016–036.

224. Lemberg, U. Untersuchung zur Epidemiologie und Therapie des Vitamin D–Mangels in Deutschland. (Med. Fakultät, Universität Mainz, 2012).

225. https://publications.ub.uni–mainz.de/theses/export/RIS.php?la=de&source_opus=22540.

226. Bird, A. The essentials of DNA methylation. *Cell* **70**, 5–8 (1992).

227. Feil, R. & Fraga, M. F. Epigenetics and the environment: emerging patterns and implications. *Nat. Rev. Genet.* **13**, 97–109 (2012).

228. Miller, G. The Seductive Allure of Behavioral Epigenetics. *Science* **329**, 24–27 (2010).

229. Halusková, J. Epigenetic studies in human diseases. *Folia Biol. (Praha)* **56**, 83–96 (2010).

230. Alam, R., Abdolmaleky, H. M. & Zhou, J.–R. Microbiome, inflammation, epigenetic alterations, and mental diseases. *Am. J. Med. Genet. Part B Neuropsychiatr. Genet. Off. Publ. Int. Soc. Psychiatr. Genet.* **174**, 651–660 (2017).

231. Lupien, S. J., McEwen, B. S., Gunnar, M. R. & Heim, C. Effects of stress throughout the lifespan on the brain, behaviour and cognition. *Nat. Rev. Neurosci.* **10**, 434–445 (2009).

232. Provenzi, L., Guida, E. & Montirosso, R. Preterm behavioral epigenetics: A systematic review. *Neurosci. Biobehav. Rev.* **84**, 262–271 (2018).

233. Montirosso, R. & Provenzi, L. Implications of epigenetics and stress regulation on research and developmental care of preterm infants. *J. Obstet. Gynecol. Neonatal Nurs. JOGNN* **44**, 174–182 (2015).

234. Vigetti, D. *et al.* Epigenetics in extracellular matrix remodeling and hyaluronan metabolism. *FEBS J.* **281**, 4980–4992 (2014).

235. Baron, R. & Jänig, W. Schmerzsyndrome mit kausaler Beteiligung des Sympathikus. *Anaesthesist* **47**, 4–23 (1998).

236. Fischer. Pathophysiologie des Schmerzes und Neuraltherapie. *Praxis* **92**, 2051–2059 (2003).

237. Holl, R., Fehm, H., Voigt, K. & Teller, W. The „Midday Surge" in Plasma Cortisol Induced by Mental Stress. *Horm. Metab. Res.* **16**, 158–159 (1984).

238. Brandenberger, G. & Follenius, M. Influence of Timing and Intensity of Muscular Exercise on Temporal Patterns of Plasma Cortisol Levels. *J. Clin. Endocrinol. Metab.* **40**, 845–849 (1975).

239. Jones, A. *et al.* Detailed assessment of the hemodynamic response to psychosocial stress using real–time MRI. *J. Magn. Reson. Imaging* **33**, 448–454 (2011).

240. Elbau, I. G. *et al.* The brain's hemodynamic response function rapidly changes under acute psychosocial stress in association with genetic and endocrine stress response markers. *Proc. Natl. Acad. Sci.* **115**, E10206–E10215 (2018).

241. Peters, A., Kubera, B., Hubold, C. & Langemann, D. The corpulent phenotype—how the brain maximizes survival in stressful environments. *Front. Neurosci.* **7**, (2013).

242. Munck, A., Guyre, P. M. & Holbrook, N. J. Physiological Functions of Glucocorticoids in Stress and Their Relation to Pharmacological Actions*. *Endocr. Rev.* **5**, 25–44 (1984).

243. Yeager, M. P. *et al.* In Vivo Exposure to High or Low Cortisol Has Biphasic Effects on Inflammatory Response Pathways of Human Monocytes: *Anesth. Analg.* **107**, 1726–1734 (2008).

244. Kang, D. H. & Fox, C. Thl and Th2 cytokine responses to academic stress. *Res. Nurs. Health* **24**, 245–257 (2001).

245. Marshall, G. D. *et al.* Cytokine Dysregulation Associated with Exam Stress in Healthy Medical Students. *Brain. Behav. Immun.* **12**, 297–307 (1998).

246. Deo, S., Mistry, K., Kakade, A. & Niphadkar, P. Role played by Th2 type cytokines in IgE mediated allergy and asthma. *Lung India* **27**, 66 (2010).

247. Weaver, I. C. G. *et al.* Epigenetic programming by maternal behavior. *Nat. Neurosci.* **7**, 847–854 (2004).

248. McEwen, B. S. & Morrison, J. H. The Brain on Stress: Vulnerability and Plasticity of the Prefrontal Cortex over the Life Course. *Neuron* **79**, 16–29 (2013).

249. Ruiz–Núñez, B., Pruimboom, L., Dijck–Brouwer, D. A. J. & Muskiet, F. A. J. Lifestyle and nutritional imbalances associated with Western diseases: causes and consequences of chronic systemic low–grade inflammation in an evolutionary context. *J. Nutr. Biochem.* **24**, 1183–1201 (2013).

250. Impact of diet in shaping gut microbiota revealed by a comparative study in children from Europe and rural Africa. – PubMed – NCBI. https://www.ncbi.nlm.nih.gov/pubmed/20679230.

251. Fruehwald–Schultes, B., Kern, W., Born, J., Fehm, H. L. & Peters, A. Comparison of the inhibitory effect of insulin and hypoglycemia on insulin secretion in humans. *Metabolism* **49**, 950–953 (2000).

252. Rodriguez–Diaz, R. & Caicedo, A. Neural control of the endocrine pancreas. *Best Pract. Res. Clin. Endocrinol. Metab.* **28**, 745–756 (2014).

253. Hasselbalch, S. G. *et al.* No effect of insulin on glucose blood–brain barrier transport and cerebral metabolism in humans. *Diabetes* **48**, 1915–1921 (1999).

254. Boyle, P. J. *et al.* Diminished brain glucose metabolism is a significant determinant for falling rates of systemic glucose utilization during sleep in normal humans. *J. Clin. Invest.* **93**, 529–535 (1994).

255. Stender, J. *et al.* The Minimal Energetic Requirement of Sustained Awareness after Brain Injury. *Curr. Biol.* **26**, 1494–1499 (2016).

256. Kuo, L. E. *et al.* Neuropeptide Y acts directly in the periphery on fat tissue and mediates stress–induced obesity and metabolic syndrome. *Nat. Med.* **13**, 803–811 (2007).

257. Jones, A. *et al.* Adiposity Is Associated with Blunted Cardiovascular, Neuroendocrine and Cognitive Responses to Acute Mental Stress. *PLoS ONE* **7**, e39143 (2012).

258. Xu, X. *et al.* Sex Differences in Perceived Stress and Early Recovery in Young and Middle–Aged Patients With Acute Myocardial Infarction. *Circulation* **131**, 614–623 (2015).

259. Berentzen, T. L. *et al.* Changes in Waist Circumference and Mortality in Middle–Aged Men and Women. *PLoS ONE* **5**, e13097 (2010).

260. Hamer, M. & Stamatakis, E. Metabolically Healthy Obesity and Risk of All–Cause and Cardiovascular Disease Mortality. *J. Clin. Endocrinol. Metab.* **97**, 2482–2488 (2012).

261. Lynch, J. W., Everson, S. A., Kaplan, G. A., Salonen, R. & Salonen, J. T. Does low socioeconomic status potentiate the effects of heightened cardiovascular responses to stress on the progression of carotid atherosclerosis? *Am. J. Public Health* **88**, 389–394 (1998).

262. Petursson, H., Sigurdsson, J. A., Bengtsson, C., Nilsen, T. I. L. & Getz, L. Body Configuration as a Predictor of Mortality: Comparison of Five Anthropometric Measures in a 12 Year Follow–Up of the Norwegian HUNT 2 Study. *PLoS ONE* **6**, e26621 (2011).

263. Seldenrijk, A., Hamer, M., Lahiri, A., Penninx, B. W. J. H. & Steptoe, A. Psychological distress, cortisol stress response and subclinical coronary calcification. *Psychoneuroendocrinology* **37**, 48–55 (2012).

264. The Look AHEAD Research Group. Cardiovascular Effects of Intensive Lifestyle Intervention in Type 2 Diabetes. *N. Engl. J. Med.* **369**, 145–154 (2013).

265. Kopple, J. D., Zhu, X., Lew, N. L. & Lowrie, E. G. Body weight–for–height relationships predict mortality in maintenance hemodialysis patients. *Kidney Int.* **56**, 1136–1148 (1999).

266. Kalantar–Zadeh, K. *et al.* Association of Morbid Obesity and Weight Change Over Time With Cardiovascular Survival in Hemodialysis Population. *Am. J. Kidney Dis.* **46**, 489–500 (2005).

267. Peters, A. & McEwen, B. S. Stress habituation, body shape and cardiovascular mortality. *Neurosci. Biobehav. Rev.* **56**, 139–150 (2015).

268. Pulkki–Råback, L. *et al.* Cumulative Effect of Psychosocial Factors in Youth on Ideal Cardiovascular Health in Adulthood: The Cardiovascular Risk in Young Finns Study. *Circulation* **131**, 245–253 (2015).

269. Bei Rückenschmerzen ist Bildgebung meist überflüssig. https://www.aerztezeitung.de/medizin/krankheiten/schmerz/rueckenschmerzen/article/592952/rueckenschmerzen–bildgebung–meist–ueberfluessig.html.

Der Autor erklärt Ihnen in einem Video, wie »Das Symptom ist ein Lügner« funktioniert.

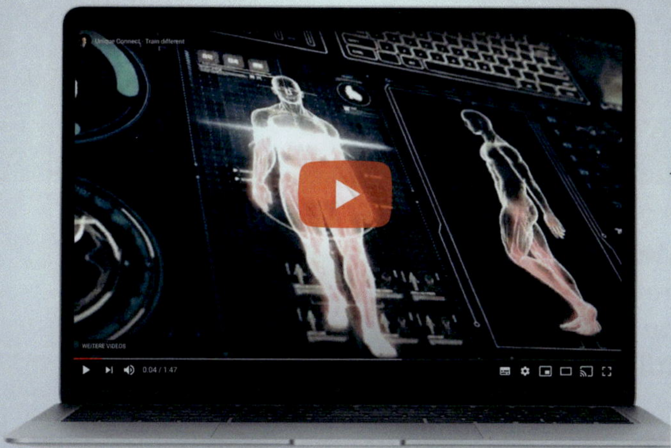

Jetzt reinschauen!

Scannen Sie den QR-Code oder nutzen Sie folgenden Link:

www.dasSymptomisteinLuegner.de

Weitere Ausgaben der Buchreihe »Das Symptom ist ein Lügner«

Teil 2 »Das Symptom ist ein Lügner – Psyche und Bewegung – (Un-)Verstanden«
Das große ganze Bild öffnet sich mit dem zweiten Teil der Buchreihe. Es zeigt anhand von Beispielen und wissenschaftlicher Literatur die Zusammenhänge von Psyche und Körper.

DEMNÄCHST!

Teil 3 Workbook »(Auf-)Lösung – Die Unique Connect Gesundheitsformel«
Im dritten Teil der Buchreihe erfahren Sie, was Sie für sich selbst tun können und erhalten wertvolle Tipps und Strategien für ein gesundes Leben.